경영과학 박사 장영의
한 권으로 끝내는
시크릿! 건강 핸드북

경영과학 박사 장영의
한 권으로 끝내는

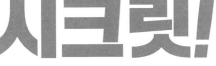

시크릿!

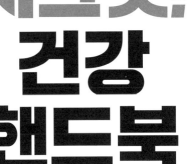

건강
핸드북

장영 지음

전나무숲

애플의 창업자 스티브 잡스는
수술실에 들어가면서 이렇게 말했다.

"가장 후회되는 일은
'건강한 삶에 대한 책'을 미리 읽고
질병에 대비하지 못한 것이다."

스스로 건강을 지키지 못하면
그 누구도 지켜줄 수 없다

지금도 저체중에 마른 편인 나는 태어날 때부터 약골이었고 병치레를 꽤 많이 하며 자랐다. 그 영향으로 초등학교 시절에 개근상을 받아본 기억이 한 번도 없으며, 항상 체중 미달이었다. '뼈에 꼭 필요한 살만 붙어 있다'라고 표현해도 과언이 아니었다. 그래서 평생 소원이 통통하다는 소리를 듣는 것이기도 했다. 그렇다 보니 한 번도 아프지 않고 학교에 출석해서 개근상을 받는 아이들이 부러웠다. 차만 타면 멀미를 해 걸어서 40분 이상 걸리는 학교를 늘 힘겹게 다녔던 기억이 많다. 중고등학생 시절에는 특별하게 아픈 곳이 많지는 않았지만 유난히 잠이 많았고, 특히 저녁을 먹고 나면 책상에 앉아 있기가 힘들 정도로 피곤함을 많이 느꼈다. 자도 자도 피곤이 안 풀렸다.

대학교에 입학할 즈음에 건강검진을 받았는데 빈혈이 남들보다 높아서 깜짝 놀란 경험도 있다. 당시 혈압이 155/95mmHg였다. 문진을 하며 부친이 혈압이 높아 혈압약을 복용 중이라고 하니 의사가 '본태성 고혈압'이라는 진단과 함께 "유전적으로 물려받은 것이니 고칠 수 없고 평생 약을 먹어야 한다"라는 절망적인 이야기를 해주었다.

대학교 2학년 징병검사 때도 혈압이 높게 나오는 바람에 몇 번을 재측정해서 겨우 2급 판정을 받고서야 영장이 나왔을 정도다. 그나마 그때가 늦가을로 약간 추운 날씨였고 난로 옆에서 불을 쬐었기에 겨우 혈압이 낮게 나온 것 같았다. 몸이 따뜻해지면 혈관이 일시적으로 확장되어 혈압이 낮게 나온다는 것도 그때 처음 알았다.

원인을 알 수 없는 고혈압과 충혈

그 당시는 나이가 어렸기 때문에 약을 먹는 것도 싫었고 고혈압 자체를 대수롭지 않게 생각하기도 했다. 하지만 머릿속 한편에는 '혈압이 높다'라는 의사의 말이 계속 맴돌았다. 혈압에 대한 지식이 없었던 터라 막연히 두려웠다. 가끔 심장 소리가 격하게 들리거나 엇박자가 나면서 심장 부근에서 뻐근한 부정맥 증상이 느껴지기라도 하면 '혹시 이게 혈압과 관련된 것인가?' 하며 가슴이 철렁 내려앉으며 걱정이 한꺼번에 밀려왔다. 그런 증상은 주기적으로 찾아왔고, 그럴 때마다 공포감이 엄습했다.

박사 학위를 마치고 경제연구소에서 근무할 때는 증상이 조금 더 자주 나타났고, 눈이 빨갛게 충혈되는 경우가 많아졌다. 다리에 쥐가 자주 났고, 혈압은 160/100mmHg까지 나왔다. 회식 자리에서 술을 마신 날에는 눈이 심하게 충혈되고 피멍이 들기도 했다. 눈의 흰자에 빨갛게 피가 고여 마치 토끼 눈처럼 보였을 때의 심정은 아마 경험해보지 않은 사람은 알기 힘들 것이다. 그렇게 한번 눈에 피멍이 들면 정상으로 돌아오는 데 보통 2~3주가 걸렸다. 경제연구소에 있으면 TV 시사뉴스 프로그램에서 전문가 인터뷰를 해달라는 의뢰가 가끔 들어오는데, 눈이 빨갛게 터져 있으면 출연 자체가 곤란하기 때문에 이 부분도 걱정이 되지 않을 수 없었다.

건강검진에서는 매년 재검하라는 통지서가 나왔고, 그때마다 심전도검사도 하고 안과에도 다녔지만 정확한 원인을 알 수 없었다. 그저 "스트레스성 같다", "노안이 빨리 온 것 같다"라는 이야기만 들었나. 안과 전문의가 처방한 대로 안경도 바꾸고 안구운동 기구도 구매해 사용해보고 따뜻한 물수건으로 안구 찜질도 해봤다. 하지만 눈의 충혈은 여전했고, 어느 순간부터는 양쪽 눈이 2~3주마다 번갈아 터졌다. 사회생활을 하는 데에도 지장이 생겼고, 건강에 대한 걱정이 마음에서 떠나질 않았다.

혈압에 대해서는 여전히 "부친으로부터 유전적으로 물려받은 본태성 고혈압이니 약을 먹어야만 한다"라는 밀만 반복적으로 들었다. 여기에서 '본태성'이라는 말은 '원인을 모른다'라는 말의 또 다른 표현일 뿐이다.

원리만 알면 회복은 금방이다

그 당시 내 나이는 40대 초반이었다. 정말 그 원인이 스트레스와 노안 때문이라면 40대 초반에 스트레스나 노안이 온 사람은 나처럼 양눈이 2~3주를 주기로 번갈아 터져야 한다. 그런데 주변에서 그런 사람을 찾기는 극히 힘들었다. 혈압도 마찬가지였다. 나보다 훨씬 술과 담배를 많이 하고 운동도 멀리 하시반 혈압은 정상인 경우가 많았다.

결국 나는 첨단 의료시설을 갖춘 대학병원도 내 병의 원인을 모르고 의사가 내 병을 고칠 수 없다는 사실을 자각하게 되었다. 방법은 딱 하나밖에 없었다. '내 병은 내가 고치는 것'이었다. 그렇게 결심하고부터 건강에 대한 책을 읽기 시작했고 건강세미나에도 적극직으로 참여했다. 미친 듯이 책을 읽고 세미나에 참석해서 건강 지식을 쌓다 보니 서서히 '건강의 원리'라는 것이 눈에 보이기 시작했다.

건강의 원리가 눈에 보이니 왜 내 눈의 모세혈관이 터져서 출혈이 되었는지, 혈압이 왜 높았는지, 다리에 왜 쥐가 났는지, 왜 심장이 가끔 엇박자가 나는 부정맥이 있었는지, 왜 눈꺼풀이 부르르 떨렸는지를 알게 되었다. 원인을 알고 나니 해결책도 보였다. 해결책은 무척 간단했다. 그 원리를 내 몸에 적용하자 20년 이상 높았던 혈압이 127/76mmHg로 안정되었고, 부정맥이나 다리에 쥐가 나는 증상도 사라졌다. 충혈과 피멍도 자연스럽게 사라졌다. 약을 먹거나 수술을 하지 않고 식습관과 생활습관 그리고 영양요법과 운동요법만으로 이 모든 것을 해냈다. 이처럼 어렵게 보이는 질병도 원인을 알면 비교적 간단히 개선할 수 있다. 그 원인을 교정해줄 수 있는 적절한 건강 솔루션을 가지고 있으면 너무 쉽다.

다만 올바른 건강법을 알고 이해하고 믿음을 끼지고 긱용해야만 한다. 배우지 않고 자기 확신이 없으면 주변에서 가만히 놓아두지 않는다. 병원에 가야 낫는다고, 약을 먹어야 낫는다고, 어떤 약초를 먹어야 한다고 재촉하고 강권을 한다. 무엇이든 모르면 두려운 것이고, 알면 걱정마저 사라진다. 신상의 기본원리는 알고 보면 의외로 간단하다.

이제 내가 20년 동안 공부해서 터득한 건강의 원리를 이 책에서 공개하고자 한다. 이 모든 것을 온전히 자신의 것으로 만들 수 있다면 당신도 자신의 병을 스스로 고칠 수 있을 것이다.

_ 장영

차례

건강 원리 3강

인체의 뿌리, 장 건강

건강 원리 4강

생활용품과 환경호르몬

질병, 원인을 알면 스스로 고칠 수 있다

　매주 금요일 오전, 서울 서초동에 위치한 내 사무실에서는 '오픈 건강교실'이 10년째 열리고 있다. 한 기수당 참석자는 10명 안팎으로, 내가 터득한 건강 지식을 10주 과정으로 무료로 나눠주고 있다. 1년에 4기가 배출이 된다. 코로나19 이후 지금은 모두 줌으로 강의해서 집에서 스마트폰으로 편하게 시청할 수 있다. 그러니 공간에 제약 없이 전국이나 전 세계에서 들을 수 있다. 단 수강자의 추천으로만 수강할 수 있는데 지금은 매 기수 50명 정도로 제한한다. 현재 54기를 진행하고 있으니 만 14년이 넘는다. 참석자의 면면은 다양하다. 살을 빼고 싶은 사람, 당뇨나 고혈압 병력이 있는 사람, 아토피 등 피부질환자, 자녀의 키를 키우고 싶은 사람도 있다. 관심사는 모두 다르지만, 건강의 원리는 동일하게 적용되기 때문에 내가 전수한 지식과 정보를 실천하면 대부분 효과를 보곤 한다. 이렇게 수강 후 몸이 나아진 사람들의 소개로 건강교실에 나오는 분들이 계속 이어지고 있다. 15년 전에 직장인들을 대상으로 리더십과 커뮤니케이션 강의를 한 적이 있는데, 그때보다 지금 더 큰 보람을 느낀다. 건강 공부는 생명과 삶의 질에 직결되기 때문이다.

정말 평생 약을 먹어야 할까?

나는 경영학을 공부했다. 회사를 운영하고, 강의도 하고, 책도 써왔다. 프롤로그에서 얘기했듯이 어렸을 적부터 건강이 안 좋아 힘든 시절을 보냈기에 건강에 대해 남들보다 관심을 더 가질 수밖에 없었다. 물론 의사가 아니기에 약이나 수술에 대해서는 잘 모른다. 하지만 현대인이 앓고 있는 대부분의 질병들이 약과 수술로 고쳐지지 않는다는 것은 잘 안다.

고혈압약을 먹는다고 고혈압이 낫지 않으며, 당뇨약을 먹는다고 당뇨가 개선되지 않는다. 나의 건강에 대한 의문은 여기에서 시작되었다. 약을 먹으면 병이 나아야 하는데 그렇지는 않고 평생 약을 먹어야 한다는 점 말이다. '약을 평생 먹어야 한다는 것'은 약으로는 못 고친다는 말과 같다. 하지만 약으로 낫지 않는 병도 식습관과 생활습관을 교정해주면 대부분 좋아진다. 이런 병들을 '식원병(食原病)'이라고 한다. 질병의 발생 원인이 식사에 있다는 이야기다.

질병을 근본적으로 치유하기 위해서는 환자가 먹는 음식과 잘못된 생활습관을 교정해주어야 한다. 하지만 이 사실을 병원에서는 잘 가르쳐주지 않는다. 왜냐하면 식습관과 생활습관의 교정만으로 질병이 낫는다면 의사가 필요없고, 병원은 돈을 벌 수가 없기 때문이다. 그러니 그들로서는 환자들에게 치료의 비밀을 알려줄 필요가 없는 것이다.

무엇보다 환자가 자각해야 한다. 건강에 대해 아는 게 없다고 병원이나 의사에 의존해서는 안 된다. 몸이 아픈 것은 누구의 책임인가? 왜 약을 먹고 낫지 않으면 병원 탓, 의사 탓을 하는가? 병원과 의사는 잘못이 없다. 내 병은 내가 만든 것이기에 내 잘못임을 자각하고 그 원인을 찾아 교정하면 된다. 그리고 후친적으로 생긴 질병이면 대부분 낫는다는 사실을 알아야 한다. 그 원인을 찾지 못해서 못 고치는 것일 뿐이다.

이제부터 무엇이 실병의 원인이었는지를 알려주려고 한다. 이 내용을 읽고 바른 습관을 길들이면 건강은 반드시 좋아진다. 이 것이 대자연의 법칙이다.

무책임한 사람은 미성숙한 사람이다. 어른과 아이의 차이는 바로 책임을 지는가, 아니면 핑계를 대는가에 있다. 내 건강은 스스로 책임져야겠다는 성숙한 마음을 가진 분들에게 이 책을 권한다. 분명 건강법에 대해 자신감이 생기고, 암에 걸릴지 몰라 불안한 건강염려증도 사라질 것이다. 또한 질병에 걸려도 어떤 치료 방법을 선택하는 것이 좋은지에 대한 안목이 생길 것이다.

건강에 대한 스티브 잡스의 후회

아이폰으로 전 세계인의 삶을 바꾼 애플사의 공동창업자 스티브 잡스도 질병과 죽음을 피해가지 못했다. 그는 2004년에 췌장암 수술을 받았고, 2009년에는 간 이식 수술을 받았으며 호르몬 치료도 받아온 것으로 알려져 있다. 그러나 2011년에 다시 병세가 악화돼 2011년 10월 향년 56세로 세상을 떠났다. 그가 사망한 후 나의 카카오톡으로 지인이 보내준 스티브 잡스의 유언이 담긴 동영상이 전달됐다. 그 동영상 한 편은 부(富)를 쫓는 삶의 끝이 얼마나 허망한지를 생각하게 한다. 그 내용을 소개하면 다음과 같다.

"나는 비즈니스의 세계에서 성공의 끝을 보았다. 타인의 눈에 내 인생은 성공의 상징이지만, 일터를 떠나면 내 삶에서 즐거움은 많지 않다. 결국 부(富)는 내 삶의 일부가 되어버린 하나의 익숙한 '사실'일 뿐이었다. 병들어 누워 과거의 삶을 회상하는 이 순간, 나는 깨닫는다. 자부심을 가졌던 사회적 인정과 부는 결국 닥쳐올 죽음 앞에 희미해지고 의미 없다는 것을. 어둠 속 나는 생명 연장 장치의 녹색 빛과 윙윙거리는 기계음을 보고 들으며 다가오는 '죽음의 신'의 숨결을 느낀다.

이제야 나는 깨달았다. 생을 유지할 적당한 부를 쌓았다면 그 이후로는 부와 무관한 것을 추구해야 한다는 것을…. 예를 들어 관계 아니면 예술, 또는 젊었을 때의 꿈과 같은 것 말이다. 끝없이 부를 추구하는 것은 결국 나와 같은 비틀린 개인만 남는다.

신은 우리에게 부가 가져오는 환상이 아닌 만인이 가진 사랑을 느낄 수 있도록 감각(senses)을 선사했다. 내 인생을 통해 얻은 부를 나는 가져갈 수 없다. 내가 가져갈 수 있는 것은 사랑이 넘쳐나는 기억들뿐이다. 그 기억들이야말로 나를 따라다니고, 나와 함께하고, 나에게 지속할 힘과 빛을 주는 진정한 부이다.

사랑은 수천 마일을 넘어설 수 있다. 생에 한계는 없다. 가고 싶은 곳을 가라. 성취하고 싶은 높이를 성취하라. 이 모든 것이 당신의 심장과 손에 달려 있다. 세상에서 가장 비싼 침대가 어떤 것이냐고? 병상(病床)이다. 차를 운전해주고 돈을 벌어줄 사람을 고용할 수는 있다. 그러나 병을 대신 앓아줄 사람은 구할 수 없다. 잃어버린 것들은 되찾을 수 있다. 그러나 잃고 나서 절대 되찾을 수 없는 것이 하나 있으니, 그것은 바로 '삶'이다.

수술실에 들어가면서 마저 읽어야 할 책이 한 권 있다는 것을 깨달았다. '건강한 삶에 관한 책'이다. 우리가 지금 삶의 어느 단계에 있든, 결국 커튼이 내려오는 날을 맞게 된다. 가족, 배우자, 친구들에 대한 사랑을 귀하게 여겨라. 자신에게 잘하라. 다른 사람들을 소중히 여겨라."

모든 것을 다 가졌던 스티브 잡스도 건강을 챙기지 못해서 죽었다. 그러면서 가장 비싼 침대가 병상이며, 수술실에 들어가면서 가장 후회되는 일이 '건강한 삶에 대한 책을 읽지 못한 것'이라고 하지 않았던가. 아마 스티브 잡스가 건강한 삶에 대해 관심을 가지고 건강법에 대해 공부했거나 건강 지식이 있었다면 그렇게 이른 나이에 세상을 등지지는 않았을 것이다. 여러분도 더 늦기 전에 평소에 '건강하게 사는 법'에 대해 공부할 것을 권한다.

건강법이 워낙 방대하고 전문적이어서 배우기 힘들다는 의견이 있어 용기를 내서 이 책을 쓰게 되었다. 단 한 사람이라도 이 책을 보고 건강법을 실천하고 건강을 회복해 건강한 삶을 살 수 있다면 그보다 큰 보람은 없을 것이다. 생명은 천하보다 귀하기 때문이다.

체계적인 건강 공부를 위해

이 책은 총 10강으로 구성되어 있다.

1강에서는 인체와 자연치유력에 대해 전반적으로 소개하고, 우리 몸이 어떻게 건강을 유지하고, 어떻게 노화하거나 질병에 걸리는지를 공부한다.

2강에서는 어떤 음식을 먹어야 하는지, 어떤 비율로 먹어야 하는지, 음식에는 어떤 영양소가 있는지, 우리가 먹는 음식의 현재 수준은 어떠한지 등 음식과 영양소에 대해 공부한다. 하버드 의대에서 제시한 식품 피라미드가 많은 도움이 될 것이다.

3강에서는 우리가 먹은 음식이 소화를 거쳐 장에서 흡수되는데, 장의 건강 상태에 따라 혈액의 탁도가 달라지기 때문에 장건강에 대해 집중적으로 소개한다. 보다 구체적으로는 소장과 대장에 대해 공부하고, 장이 나빠지는 이유, 장누수증후군, 마이크로바이옴, 장에 좋은 음식과 장 건강 개선법 등을 정리한다.

4강에서는 피부로 들어오는 경피독에 대해 공부한다. 세제, 목욕용품, 화장품, 피부용 연고 등을 통해 들어오는 피부독, 그중 세제와 목욕용품, 치약과 샴푸에 들어 있는 합성 계면활성제의 폐해에 대해 집중적으로 살펴볼 것이다. 또 세제와 개인용품을 올바르게 선택하는 방법도 알려줄 것이다.

5강에서는 평생 요요현상이 없는 디톡스 건강법을 다룬다. 혈액을 단기간에 맑게 하는 디톡스 요법을 소개하고, 몸의 독을 빼면 뱃살이 저절로 빠지는 원리에 대해 설명한다. 또 디톡스를 하고 지속적으로 유지하기 위한 건강한 식생활 가이드를 제시한다.

6강은 물과 정수기에 대한 내용을 담았다. 신체의 70% 이상이 물이기 때문에 좋은 물, 영양가 있는 물이 무엇인지 공부한다. 또 좋은 물의 조건, 정수기를 선택하는 요령 등을 제시한다.

7강에서는 호흡과 스트레스와 공기에 대해 다룬다. 물보다 더 중요한 것이 공기이며, 공기보다 더 중요한 것은 스트레스가 없는 편안한 생활이다. 따라서 스트레스에 대해서도 집중적으로 다룰 것이다. 또 폐에 좋은 호흡법이 무엇인지, 오염된 공기를 정화해주는 좋은 공기청정기는 어떻게 선택해야 하는지, 스트레스 관리는 어떻게 해야 하는지도 살펴볼 것이다.

8강에서는 건강 100세 시대와 약물 부작용에 대해 공부한다. 미국인의 사망 원인 4위가 약물 부작용이라는 사실을 아는가? 요즘은 55세만 넘으면 고혈압약, 당뇨약, 고지혈증약을 복용하는 경우가 많다. 예전에는 세균성 질환이 많아 약물의 도움으로 고쳤지만, 최근에는 생활습관의 불균형으로 인한 생활습관병이 대부분이어서 약으로 고치지 못하는 질병이 많다. 그런 점에서 건강검진의 득과 실을 점검하고 AI 시대에 건강검진을 어떻게 활용할 수 있는지와 약물 부작용 등에 대해서도 살펴볼 것이다.

9강에서는 좋은 주방용품 선택 방법과 가스레인지를 대체해야 하는 이유 등에 대해 설명하고, 가정요리가 왜 중요한지에 대해 설명한다. 품격 있는 주방에서 좋은 식재료로 음식을 해 먹어도 냄비나 주방도구가 엉망이면 중금속 탕을 해서 먹는 것과 같다.

마지막 10강에서는 피부 건강과 좋은 화장품에 대해 정리하고 피부의 구조와 역할에 대해서 짚어본다. 화장품은 24시간 얼굴에 바르므로 세제나 목욕용품과는 건강에 미치는 정도에서 그 차원이 다르다고 할 수 있다. 좋은 화장품을 선택하는 기준과 좋은 화장품 회사가 갖춰야 할 특징에 대해서도 알아본다.

해독이야말로 건강의 핵심

이 책을 본격적으로 살펴보기 전에 우선 간단한 건강의 원리에 대해 설명하겠다.

우리 몸은 30조 개에서 100조 개의 세포로 구성되어 있다. 그 세포들은 각기 수명주기가 있으며 이들이 '사멸과 재생'의 과정을 반복하면서 생명이 유지된다. 이 세포들이 건강하게 재생되면 우리는 건강하게 살게 되고, 병들어 노화되면 우리는 죽게 된다. 세포는 건강한 피를 공급받아 생명력을 유지한다. 우리가 질병에 걸리는 핵심적인 이유는 혈액이 탁하고 순환이 원활히 안 되면서 세포가 병들거나 변형되기 때문이다. 세포가 병드는 이유는 혈액을 탁하게 하는 독소 때문이다. 이런 독소는 주로 음식, 공기, 피부를 통해서 우리 몸속으로 침투한다. 이를 각각 대장독, 호흡독, 경피독이라 부른다. 따라서 혈액을 맑게 하려면 들어온 독은 해독하고, 유입될 독을 막아야 한다. 우선 이것만 지켜도 우리 몸은 지금보다도 훨씬 건강해질 수 있다.

건강 원리
1강

인체의
놀라운 비밀

인체에는 자연이 선사한 '면역력'이 존재한다. 외부에서 침투하는 바이러스나 세균을 막아주는 것은 물론 세포는 사멸과 재생을 통해서 우리 몸을 건강한 상태로 유지하기 위해 최선의 노력을 다한다. 다만 면역력은 우리 스스로가 노력하지 않으면 파괴되어 결국 우리 몸은 질병에 정복당하고 만다. 이번 장에서는 면역력이 우리 몸에서 어떻게 작용하는지, 면역력은 제대로 지키기 위해서는 무엇을 해야 하는지를 알아본다.

자연치유력이
우리 몸에서 하는 역할

사람은 누구나 자연치유력을 몸속에 지니고 태어난다. 자연치유력이 정상적으로 작동될 때 우리는 건강한 심신을 유지해 피부가 칼에 베이더라도 시간이 지나면 다시 붙게 된다. 피부에 연고를 발랐기 때문이 아니라 자연치유력으로 상처가 아무는 것이다.

하지만 잘못된 생활습관, 외부로부터 들어온 유해물질 때문에 자연치유력이 약화되면 신경계, 면역계, 호르몬계의 불균형을 초래해 건강하지 못한 상태가 된다.

생명을 지키는 면역력

서구화된 식생활, 환경 오염, 고령화로 인해 만성질환인 생활습관병이 기하급수적으로 늘어나고 있다. 이에 따라 증상만 없 애주는 현대의학의 치료에 한계를 느낀 사람들이 대체의학이나 자연의학에 많은 관심을 가지고 있다. 이러한 보완적인 의학의 저변에는 우리 몸의 자연치유력을 복원시켜서 면역력을 키우고, 스스로 건강을 회복하게 하는 자연의 원리가 최상의 치료법이 라는 인식이 깔려 있다.

그럼 자연치유력을 키우려면 어떻게 해야 하는가? 우리 몸은 30조 개에서 100조 개의 세포로 구성되어 있다. 이 세포들은 저 마다 역할과 기능이 다르며 재생주기도 제각각이다. 우리 몸은 매일 100억 개 이상의 세포가 세대교체된다. 이러한 세대교체 가 정상적으로 이루어지려면 많은 영양소가 필요하며, 세포의 세대교체에 필요한 영양을 공급하는 것이 바로 혈액이다. 따라 서 깨끗하고 영양가 있는 혈액이 공급되면 혈관도 뚫리고 세포 도 양질의 영양소를 공급받아 정상적으로 재생된다.

혈액이 깨끗해지려면 음식의 소화 과정에서 나오는 노폐물과 인체의 외부로부터 유입되는 각종 유해물질, 세균이나 바이러스 등을 퇴치하고 청소해주는 백혈구의 기능이 중요하다. 이를 면 역력이라고도 한다. 면역력이 높을수록 바이러스나 질병에 걸릴 가능성이 낮다.

올바른 치료 방법을 선택할 때의 원칙

면역력이 잘 가동되기 위해서는 몇 가지 조건이 필요하다.

첫째, 체온을 정상 체온 이상으로 유지해야 한다. 체온이 1도 내려가면 면역력은 30% 떨어지고, 1도 올라가면 면역력은 5~6배 상승한다. 체온을 높이려면 적당한 운동과 온열요법, 올바른 음식 섭생에 신경써야 한다.

둘째, 탄수화물(당)을 비롯한 열량 음식을 적당히 섭취해야 한다. 열량 음식, 특히 탄수화물을 많이 먹으면 백혈구가 일을 하지 않는다. 세균과 바이러스, 암세포를 먹어치워야 하는데 이러한 탐식 활동을 하지 않는 것이다. 소식을 권장하는 것은 바로 이런 이유 때문이다. 몸이 아프면 입맛이 없어지는 것 역시 같은 이치다. 몸이 아프면 백혈구가 활발하게 작용하고 면역력을 높이는 데 에너지를 써야 하기 때문에 의도적으로 입맛을 떨어뜨려 음식물 섭취에 써야 하는 에너지를 줄이려는 것이다.

셋째, 백혈구는 면역세포이고, 모든 세포는 혈액으로부터 영양을 공급받는다. 특히 세포가 잘 활동하려면 양질의 에너지원과 효소가 필요하다. 자연음식에 들어 있는 천연 비타민과 미네랄이 이러한 효소의 활성을 도와준다.

자연치유력, 즉 면역력을 높이는 방법은 혈액을 깨끗하게 하고 혈액순환을 원활하게 하는 것이다. 실병의 치료 방법을 선택할 때 고민이 된다면 위의 3가지 원칙에 맞는지를 고려하면 실수가 없다. 내가 선택한 방법이 혈액을 맑게 하는 요법인지, 아니면 혈액순환을 도와주는 요법인지를 체크해보면 된다. 이도 저도 아니라면 건강을 해칠 뿐이다.

우리 몸은 30조 개의
세포 덩어리

　물질을 구성하는 최소 단위가 원자라면, 사람을 구성하는 가장 작은 단위는 세포라고 부른다. 앞에서 우리 몸은 30조 개에서 100조 개의 세포로 이루어져 있다고 했다. 실로 엄청난 숫자가 아닐 수 없다. 세포가 모여서 눈도 만들고 코도 만들고 입도 만들고 오장육부도 만든다. 반대로 생각하면, 세포 없이는 우리도 없다고 할 수 있다. 위가 아프다는 것은 위를 구성하는 세포가 병든 것이며, 이 세포가 병들어 제 기능을 못 하면 소화불량, 속쓰림, 혹(종양) 등이 나타난다. 반대로 세포가 건강하게 재생되면 조직이나 오장육부도 건강해진다.

우리 몸의 생장과 재생 현상

물론 모든 세포가 재생되는 것은 아니다. 적혈구나 신경세포는 다 크면 분열할 수 있는 능력이 없어져서 수명이 다하거나 손상을 입게 되면 그대로 사멸하고 만다. 적혈구는 수명이 다하면 간에서 피괴되고, 신경세포는 한 번 파괴되면 다시 재생되지 않는다. 하반신이 불구가 된 사람들은 재생되지 않는 신경세포를 다쳤기에 회복되지 않는 것이라고 볼 수 있다.

수많은 각각의 세포들은 수명이 다르고, 일정한 주기에 따라 다시 재생된다. 약 90% 이상이 매년 재생되고, 크게 3~5년을 주기로 우리 몸의 모든 세포가 재생된다. 그리고 각각의 세포마다 분열 횟수에 한계가 있으며, 세포가 더 이상 분열하지 못할 때 결국 죽음에 이르는 것이다. 이 같은 사실은 1961년, 미국의 생물학자인 레오나드 헤이플릭(Leonard Hayflick)이 발견했다.

세포의 재생주기는 나이에 따라 건강 상태에 따라 조금씩 차이를 보이지만, 성인을 기준으로 보면 다음과 같다.

세포의 재생주기

- 백혈구 : 수분 ~ 14일
- 적혈구 : 3~4개월
- 피부 : 4주
- 난자 : 10~24시간

- 정자 : 2~3일
- 근육 및 뼈 : 7~8개월
- 장기 : 4개월
- 신경세포 : 7년
- 뇌세포 : 60년

세포의 재생주기를 보고 알 수 있는 사실이 하나 있다. 내 몸이 건강하지 않다면, 혹은 더 건강하기를 원한다면 적어도 3~4개월 이상 건강을 잘 관리해서 세포를 건강하게 재생시키면 된다는 점이다. 피, 즉 혈액(적혈구)이 바뀌는 주기가 3~4개월이다. 건강한 신체로 만들려면 최소한 3~4개월은 필요하다. 그러므로 단기간에 내 몸을 변화시키려는 생각부터 버려야 한다. 우리 몸은 그렇게 단순하지 않다. 그리고 건강은 단기간의 관리로 이루어지는 것도 아니다. 건강관리는 평생 해야 한다. 세포의 평균 재생주기로만 봐도 3~4개월 정도는 꾸준히 시간과 노력을 투자해야 효과를 볼 수 있다.

만병의 원인은
독소로 오염된 혈액

　만병의 원인은 독소와 ㄱ로 인해 오염된 혈액이다. 혈액은 물과 음식을 통해 섭취한 영양소로 만들어지고, 폐에서 받은 산소를 온몸의 조직으로 운반하기에 오염된 물, 가공된 음식, 더러운 공기를 섭취하면 혈액이 탁해질 수밖에 없다.

　우리가 살아가기 위해서는 에너지원이 필요하다. 3대 열량소라 불리는 탄수화물, 단백질, 지방이 에너지를 내는 영양소이다. 그런데 이 3대 영양소가 혈액으로 흡수되고 세포에 전달되어 필요한 에너지로 전환되려면 효소가 필요하다. 만약 효소가 부족해서 불완전연소가 되면 그 과정에서 독소와 노폐물이 발생한다. 탄수화물이 포도당으로 분해되면서 이산화탄소, 고혈딩, 짖산 등 부산물이 말생하고 지방이 지방산으로 전환되면서 고중성지방, 고콜레스테롤 등이 발생한다. 단백질이 아미노산으로 바뀌면서 발생되는 쓰레기가 암모니아, 요산, 요소 등이다.

소화 과정에서 만들어지는 독소들

3대 열량소가 소화되면서 나오는 노폐물도 혈액을 탁하게 만든다. 이러한 노폐물을 최소화하려면 효소가 충분해서 완전연소되어야 한다. 효소는 물과 비타민과 미네랄이 있어야 활성화된다. 그래서 비타민과 미네랄이 충분히 들어 있는 유기농 채소와 과일을 먹어야 한다. 채소와 과일로 비타민과 미네랄이 채워지지 않으면 다른 방법을 찾아서 보충해야 한다.

독소에는 위의 음식독 이외에 유해화학물질도 있다. 유해화학물질은 말 그대로 자연계 물질이 아닌 석유계 합성화학물질 일체를 말한다. 석유계 물질은 자연계 물질과는 달리 체내나 외부에서 분해하는 미생물이 없기 때문에 혈액을 오염시킨다. 플라스틱이 땅에서 분해되지 않는 이유는 플라스틱을 분해하는 미생물이 지구상에 존재하지 않기 때문이다. 땅에서 분해되지 않으면 몸속에서도 분해되지 않는다. 이러한 체내 독소는 당연히 혈액을 오염시키고 호르몬을 교란해 기혈의 순환을 방해한다.

이런 독소가 몸속으로 들어오는 경로는 크게 세 군데이다. 첫째, 호흡을 통해서 들어온다. 이를 호흡독이라고 하며, 오염된 공기가 원인이다. 황사, 초미세먼지, 자동차에서 뿜어대는 매연,

냉난방을 위한 화석 원료, 오염된 실내 공기가 대표적이다. 이러한 호흡독으로 인해 각종 호흡기질환 및 심혈관질환이 만연하면서 공기청정기를 찾는 사람들이 많이 늘었다. 둘째는 음식물을 통해 들어오는 대장독이다. 자연음식이 아닌 가공음식, 약물, 오염된 물 등이 원인이다. 이런 것들이 유입되면 소장과 대장의 점막이 손상되고, 소화가 덜 된 음식물이나 독소가 장 점막으로 유입되면서 혈액이 탁해진다.

셋째, 피부를 통해서 들어오는 피부독, 즉 경피독이다. 세제, 목욕용품, 화장품, 연고 등이 피부에 닿으면 피부 속 혈액과 림프로 들어간다. 그래서 천연 원료로 만들어진 친환경 세제, 목욕용품, 화장품 등을 사용해야 한다. 싸다는 이유로 합성화학 원료가 듬뿍 들어간 용품들을 쓰다가는 큰 대가를 치를 수가 있다.

건강을 위해서는 혈액이 맑아야

호흡으로, 대장으로, 피부로 들어온 유해화학물질과 음식의 대사 과정에서 생긴 노폐물은 우리 몸의 자정 작용을 통해서 체외로 배출된다. 즉 대변으로, 소변으로, 땀으로, 모발로, 손발톱으로 지용성 노폐물은 기체화되어 호흡으로 배출된다. 몸속에 있는 독소와 노폐물이 완전히 배출되면 좋겠지만, 독소의 배출에도 에너지가 필요하다. 따라서 건강할 때는 대부분 배출되지만, 건강에 문제가 있을 때는 체외로 모두 배출하지 못해 몸속에 잔류하게 된다. 이것이 하나둘 쌓이다 보면 혈액과 세포에 독소가 차고 오염되어 세포가 손상되거나 변형되면서 그 기능을 잃게 된다. 그러면 해당 장부에 질병이 발생하는 것이다.

따라서 특정 장부나 조직에 질병이 발생했다는 것은 해당 장부를 구성한 세포의 기능이 저하된 것이고, 세포의 기능 저하나 변형은 혈액으로부터 충분한 영양소와 효소를 공급받지 못했기 때문에 생긴다. 즉 만병의 근원은 오염된 혈액이다. 우리가 할 일은 이렇게 오염된 혈액을 맑게 해주는 것이다. 혈액을 맑게 해주면 우리 몸은 놀라울 정도로 건강해진다. 이것이야말로 신이 우리에게 주신 자연치유력이다.

질병 치유에 접근하는
바람직한 방법

　현대의학은 첨단 의료장비를 통해 질병의 유무를 진단하는
데는 탁월하다. 진단학과 외과학을 중심으로 발전해왔기 때문
이다. 혈액이나 체액으로 질병을 알아내는 기술도 뛰어나다. 또
교통사고로 부서진 뼈와 상처를 꿰매고 수술하는 일, 관상동맥
질환으로 인한 심근경색의 경우 혈전을 제거하는 등의 응급수
술은 현대의학의 눈부신 성과다.

　그런데 만성질환과 암에 대해서는 상식적으로 이해가 안 되는
치료가 진행된다. 암의 원인을 모른다고 하면서 암을 수술하고
방사선으로 세포를 태우고, 약물치료를 한다며 각종 부작용을
양산한다. 재발할 가능성 역시 크다. 이는 눈에 보이는 종양만
제거했을 뿐 종양의 원인까지 제거하지는 않았기 때문이다. 또

치료 과정에서 정상 세포와 혈액이 손상되어 그 후유증 또한 만만치 않다.

병의 근본 원인을 치유하는 치료법

현대의학은 응급 상황에 특화되어 있다. 예를 들어 고혈압이나 당뇨도 눈에 보이는 수치만 떨어뜨릴 뿐이다. 원인은 모르면서 그저 수치만 떨어뜨리는 약을 쓴다. 약 처방에 대한 부작용은 고려치 않고, 부작용이 생기면 또 다른 약을 처방하면 된다고 생각한다. 이렇듯 현대의학은 겉으로 드러나는 증상만 해결할 뿐 근본 원인을 제거하지 못한다. 몸이 스스로 치유하는 힘, 스스로를 다시 정상화하는 힘이 있다는 것을 인정하지 않기 때문이다.

하지만 자연의학은 질병의 증상을 존중하며 질병의 근본 원인을 치료해주는 치료법이다. 증상에는 분명 이유가 있다. 열이 나는 것은 세균이나 바이러스의 확산을 막고 백혈구의 힘을 극대화하기 위한 인체의 작용이기 때문에 억누를 필요가 없다. 오히려 열이 나는 원인을 개선하는 데 신경을 써야 한다. 혈압이 높은 것은 머리끝부터 발끝, 그리고 각종 장기에 혈액을 공급해주어야 하므로 어쩔 수 없이 높아진다고 보고 혈압이 높아진 원인을 해결해서 안정화하는 방법을 써야 한다. 혈압이 높은 원인도 탁한 혈액 및 탄력이 떨어진 혈관인 경우가 많다. 이러한 원인을 찾아 교정해주면 혈압은 정상화된다. 즉 약으로 치료해야 할 질병이 있고, 음식이나 영양요법, 침, 뜸, 운동요법으로 치료해야 할 질병이 있다. 만성질환인 고혈압, 당뇨, 협심증 등 생활습관병은 생활습관 교정과 식습관 개선이 우선되어야 근본적으로 치유할 수 있다. 약을 믹어서는 낫시 않는다. 고혈압약, 당뇨약, 고지혈증약, 갑상선약 등은 평생 먹으라고 하는데, 약을 평생 먹으라는 것은 낫지 않는다는 이야기다.

일본의 이시하라 유미 박사는 병의 증상과 종류에 따라 15% 정도는 현대의학의 장점을 취해서 치료하고, 나머지 85%는 자연의학의 장점을 취해서 치료한다면 무병장수할 것이라고 이야기했다. 이런 접근 방법이야말로 우리 몸에 기장 최적화된 질병 치유법이 아닐 수 없다.

잘못된 식생활과
건강식 피라미드

세포가 건강을 유지하기 위해서는 최적의 식사를 해야 한다. 히포크라테스
는 "음식으로 못 고치는 질병은 없다"고 했다. 그만큼 음식은 건강에 있어서
중요한 작용을 한다. 하지만 안타깝게도 현대인의 식생활은 많이 망가져 있
다. 환경 오염으로 인해 영양소 자체가 줄어든 식품을 섭취하는 것은 물론이
고, 패스트푸드로 대표되는 인스턴트식품으로 인해 몸에 치명적인 해를 입
히고 있다. 건강한 식생활을 회복하기 위해서 우리는 무엇을 해야 할까?

음식은 무엇으로
구성되어 있나

세포는 혈액을 먹고 자란다. 혈액은 물과 산소와 영양소로 구성되어 있으며, 영양소는 자연음식을 먹어 보충한다. 그래서 건강을 지키려면 골고루 잘 먹어야 한다. 이렇게 만들어진 혈액은 체중의 8%를 차지한다. 혈액은 혈장과 혈구로 나뉘는데, 혈장은 물 91%, 혈장단백질 7%, 지방 1%, 당질 0.1%, 기타 무기질 이온 0.9%로 이루어져 있다.

열량소와 조절소

혈구는 우리가 잘 아는 백혈구, 적혈구, 혈소판으로 구성되어 있다. 적혈구는 우리 몸 구석구석을 다니면서 산소와 영양분을 운반해준다. 백혈구는 세균과 바이러스, 노폐물 등을 집아먹는 식균 작용을 하고 우리 몸의 면역을 담당한다. 혈소판은 혈관에 상처가 나서 출혈이 될 때 이를 응고시켜 지혈 작용을 한다. 이처럼 혈액은 세포에 물과 산소와 영양소를 공급하면서 우리 몸을 지켜주는 면역 기능도 함께 수행한다. 즉 혈액은 생명 그 자체이다.

우리가 매일 먹는 음식에는 크게 탄수화물, 단백질, 지방으로 구성된 열량소와 비타민, 미네랄, 식물 내재 영양소로 분류되는 조절소가 있다. 열량소는 말 그대로 열을 내는 영양소이고, 조절소는 태워주는 영양소이다. 장작과 같은 열량소는 산소와 조절소가 있어야 연소되고 에너지를 낸다. 조절소가 부족하면 불완전연소되어 노폐물만 많이 발생하고 에너지를 내지 못해 몸에 기운이 없다. 즉 음식을 먹어도 몸이 힘을 내지 못하고 피곤하고 힘든 것은 바로 조절소가 없는 음식을 먹었기 때문이다.

우리 몸은 열량소와 조절소가 모두 필요하다. 모든 자연음식에는 이것들이 골고루 들어 있다. 하지만 섭취하는 과정에서 조절소가 파괴되는 일이 다반사다. 한국인의 주식인 쌀을 보자. 현미에는 열량소와 조절소가 골고루 들어 있다. 하지만 도정 과정에서 쌀겨와 쌀눈을 떼어낸 백미는 먹기는 부드럽지만 비타민, 미네랄 등의 조절소가 깎여나가 거의 80%가 탄수화물이다. 따라서 현미를 먹으면 영양소를 고루 섭취할 수 있지만, 백미는 열량소만 넘쳐 되어 낭뇨 등의 질병을 야기한다. 영양학자들은 현미 한 공기에 들어 있는 조절소는 백미 아홉 공기에 해당한다고 말한다. 사과도 마찬가지다. 사과 전체에는 영양소가 골고루 있지만, 껍질을 벗겨내고 과육 부분만 먹으면 탄수화물만 먹게 된다. 탄수화물을 먹는 것은 포도당, 즉 설탕을 먹는 것과 거의 같다. 그러니 사과 역시 껍질째 먹는 게 좋다. 물론 친환경 과일·재소 세정제로 잘 씻어서 먹어야 한다.

이렇듯 식품의 겉부분에는 주로 조절소가 많고 속부분에는 열량소가 많다. 사람들은 겉부분은 껄끄럽고 많이 씹어야 하기에 벗겨내고 먹는데, 이는 조절소가 결핍된 음식을 먹는 셈이다. 그러면 혈당이 갑자기 올라가고 인슐린이라는 호르몬이 나오면서 과도하게 넘친 포도당은 중성지방으로 전환되어 몸속에 소위 뱃살로 저장된다. 즉 조절소가 없는 음식을 먹으면 살이 잘 찌는 체질로 바뀌고, 호르몬 교란을 일으키고, 중성지방이나 콜레스테롤로 뒤덮여 혈액이 혼탁해진다.

우리가 먹는
음식의 현주소

어렸을 때 시골에서 상추나 도라지, 두릅을 먹은 기억이 있을 것이다. 상추의 쌉싸레한 맛, 도라지의 고유한 향, 두릅에서 나오는 하얀 진액. 이것이 바로 미네랄 진액이다. 그런데 요즘은 채소도 하우스에서 재배하다 보니 상추든 토마토든 맛도 없고 향도 없어서 밍밍하다. 이렇게 비료나 화학농법에 의해 길러진 채소와 과일은 크고 멀쩡하게 생겼지만 영양가는 적다. 화학농법은 대량 생산과 속성 재배, 하우스 재배 등을 통해 어떤 계절이든 농작을 할 수 있게는 해주었지만 맛도 없고 영양가도 적은 채소와 과일을 길러내고, 장기적으로 토양을 산성화시켜 척박한 땅으로 만든다. 더욱 큰 문제는 토양의 산성화가 농산물의 질을 계속해서 떨어뜨린다는 점이다.

유통 과정에서 영양소 파괴

미국 영양학회의 연구에 따르면 양파의 비타민B2는 50년 사이에 2분의 1로 감소했고, 시금치의 철분은 6분의 1로 감소했다. 이는 토양 오염, 대기 오염으로 인한 산성비, 과다한 농약과 비료 사용, 하우스 속성 재배 등 환경 문제에 그 원인이 있다.

일본과 한국의 토양은 미국보다 훨씬 더 심각한 수준이다. 특히 우리나라는 120여 개 나라 중에서 비료를 제일 많이 쓰는 나라로 손꼽힌다. 그만큼 토양이 척박하다는 뜻이다. '삼천리 강산, 금수강산'이라는 노랫말은 이제 옛말이 됐다.

또 인스턴트식품, 냉동식품, 편의식품 등에 의존하는 서구화된 식생활, 유전자조작식품(GMO)의 범람 등은 영양 불균형을 더욱 가속화하고 있다. 우리나라는 전 세계 GMO 수입 1위 국가이며 2위는 일본이다. 다만 일본은 GMO를 철저히 동물용 사료에 국한해서 쓰지 우리처럼 식용으로 사용하지는 않는다.

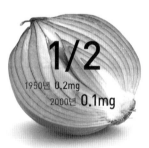

양파에 함유된 비타민B2는
50년 사이에 약 1/2로 감소

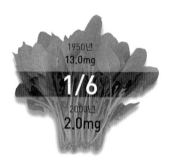

시금치에 함유된 철분은
50년 사이에 약 1/6로 감소

⬛⬛ 식용 GMO 수입국 1위 한국

CJ제일제당	전체 GMO콩 수입량의 63.4%
대상	전체 GMO옥수수 수입량의 44.3%
사조해표	전체 GMO콩 수입량의 35.4%
삼양제넥스	전체 GMO옥수수 수입량의 29.4%

〈출처 : 2017 식약처 국감 제출자료〉

GMO콩과 옥수수의 전체 수입량 중 4대 대기업에서

GMO콩 98.8%, GMO옥수수 73.7% 수입

　우리 주위에는 이처럼 GMO는 물론 항생제, 중금속, 농약, 방부제, 화학첨가물로 범벅이 된 음식물과 합성가공식품이 진짜 식품을 밀어내고 있는 상황이다.

　이 외에도 예전에는 텃밭에서 바로 재배해 농산물을 먹었지만, 산업화가 진전되면서 텃밭이 없어져 자연음식은 더욱 희귀해졌다. 대부분의 농산물을 시장에서 사먹는다. 농산물 유통 과정도 길어지고 복잡해졌다. 유통 과정에서 햇빛에 노출되면 영양분이 20~30%, 냉장 보관 시 50%, 조리 시 30%가 파괴된다. 식탁에 올려진 채소와 과일에 과연 얼마나 영양소가 남아 있을까 걱정이 되는 수준이다. 상황이 이렇게 악화되면서 우리가 먹는 일상 음식으로는 충분한 양의 영양소를 보충할 수 없게 됐다.

만성질환을 야기하는
잘못된 식생활

미국은 1인당 GDP가 1위인 나라이면서 건강보험료와 의료비 지출이 가장 많은 나라이다. 그런데 왜 세계 평균수명 국가 순위는 43위(2021년 기준)일까? 참고로 일본은 2위, 한국은 26위이다. 이에 대한 해답은 1970년대 말 미국 상원 영양문제특별위원회의 보고서(맥거번 보고서)에서 얻을 수 있다. 이 보고서는 당시 대통령 후보였던 맥거번에 의해 발의되어 세계적인 저명학자 270명이 참여해 조사했다. 이때 2년간 조사 심의된 자료의 양이 미국 의회가 과거 150년 동안 조사 심의한 양보다 많았을 만큼 방대했다.

질병의 70%는 잘못된 식생활에서 비롯

이 보고서는 1975년에서 1977년까지 2년여에 걸쳐 식생활이 건강에 미치는 영향을 조사한 내용을 담고 있다. 자세히 말하면 19세기 말부터 구미 제국의 식생활과 질병과의 관계를 역사적으로 추적하고 전 세계의 식생활과 질병의 관계를 치밀하게 조사하였다. 여기에는 미국의 보건복지부, 농무성의 여러 연구기관, 국립암연구소, 심폐혈관연구소, 국립영양연구소 등에 소속된 연구원들이 참여한 것은 물론 영국 왕립의학조사회의, 북유럽 3개국 의학조사회의도 협력했을 만큼 규모가 엄청났다. 그 결과 미국인들의 10대 질병 중 6가지(심장병, 암, 뇌졸중, 당뇨, 간경화증, 동맥경화증)는 모두 만성퇴행성질환이며 그 원인은 '잘못된 식습관'이라고 밝혀졌다.

아무도 깨닫지 못하는 사이에 미국인의 식생활이 비자연적으로 전락했으며, 앞에서 언급했던 만성퇴행성질환은 물론 정신분열증, 우울증까지 우리가 앓고 있는 질병의 70% 이상은 모두 잘못된 식생활로 인한 영양 불균형에서 비롯된 식원병임이 밝혀진 것이다.

보고서의 내용을 보면 미국인들은 탄수화물 식품과 육류, 우유, 유제품 등의 영양소는 지나치게 많이 섭취하는 반면, 이를 대사하는 데 필요한 비타민·미네랄 등 조절소는 턱없이 부족하다. 특히 칼슘, 철분, 비타민A와 C는 필요량의 절반만 섭취하는 등 만성적인 결핍증에 시달리고 있으며, 이것이 생활습관병의 원인이 되고 있다. 하지만 식생활을 개선한다면 심장병 25%, 당뇨 50%, 비만 80%, 암 20%를 감소시킬 수 있고 전체 의료비의 33%를 절약할 수 있다고 했다. 구체적인 방안으로 미국은 20세기 초의 식사로 돌아가 동물성 식품을 대폭 줄이고 조절소가 풍부한 곡식, 채소, 과일을 가급적 통째로 섭취할 것을 권고했다.

부족한 영양소는 천연 영양제로 채워야

아울러 맥거번 보고서는 현대의학을 '영양을 무시한 의학'이라고 판단했다. 왜냐하면 혈액과 세포를 만들고 이를 통해 우리가 생명을 유지할 수 있는 것은 음식물을 섭취하기 때문이다. 음식물 말고는 혈액을 만들거나 세포에 영양을 주는 것은 아무것도 없다. 보고서는 '과학이 고도로 발달한 선진국의 의사나 영양사는 이렇게 당연한 자연의 순리를 미처 깨닫지 못하고 있다'고 지적했다.

지금 보고서의 내용을 보면 이미 알려진 내용이 많아서 상식으로 받아들일 수준이지만 당시로서는 충격적인 내용이었다. 물론 지금도 보고서의 내용을 모르는 의사와 환자들이 많다.

이 보고서의 내용이 알려지면서 미국에 비타민과 미네랄 영양제의 붐이 일었다. 처음에는 천연 원료의 영양제가 나왔지만, 지금은 시장이 너무 확대되면서 천연, 합성 구분 없이 만들어낸

정체불명의 영양제들이 범람하고 있다. 맥거번 보고서 역시 상업적으로 '영양제를 먹어야 한다'는 판촉자료로 변질되어 적용되는 상황이다.

잘못된 식생활이 만성질환의 원인이니 이 질병들을 고치려면 잘못된 식습관부터 개선하고, 부족한 영양소는 자연음식에 들어 있는 영양소를 농축해서 만든 천연 원료 기반의 영양제로 보충하는 것이 맞는 방법이다.

GMO의
심각한 폐해

유전자조작식품(GMO)이란 유전자를 인위적으로 재조합하거나 유전자를 구성하는 핵산을 세포 등에 직접 주입하는 기술로 만들어진 농산물과 그 농산물을 가공해 만든 식품을 말한다. 원래 GMO는 당뇨 치료제인 인슐린을 생산하기 위해 의약품 분야에 먼저 도입되었다. 이후 인구 증가와 이에 따른 식량 문제를 해결하기 위해 식료품에 적용되기 시작했으며 현재 콩, 옥수수, 감자 등 50여 품목에서 GMO가 재배되고 있다.

지구상에 없었던 새로운 변종

GMO는 몬산토와 같은 농약 회사들이 만들어내기 시작했다. 애초에 독한 농약을 뿌려도 잡초만 죽고 농작물은 죽지 않는 강한 내성을 가진 유전자 변형 종자를 개발하는 것이 목적이었다. 그렇게 되면 농약도 팔고 종자도 팔 수 있기 때문에 그들의 수익에 상당한 도움이 된다. 그들이 GMO를 개발하기 위해서 혈안이 된 것도 같은 이유이다. 현재 GMO는 주요 재배국인 미국, 브라질, 아르헨티나, 인도, 중국, 호주, 멕시코, 스페인 등을 포함해 2015년 기준 28개국에서 재배되고 있다.

미국의 경우 옥수수 농장에 GMO옥수수를 심고 비행기로 농약을 살포한다. 그 옥수수는 가축과 사람의 먹거리가 되어 여러 질병을 야기하고 있다. 미국 병원들의 조사에 의하면 GMO로 인해 아이들이 뇌 손상 자폐증과 원인 불명의 발작 증세에 시달리는 경우가 많으며, 주원인은 GMO옥수수 시럽으로 밝혀졌다. 미국의 옥수수 제품들은 93%가 GMO다. 뿐만 아니라 GMO는 각종 알레르기와 암을 유발하는 것으로 알려져 있다.

GMO는 대대로 이어 내려온 자연음식과는 달리 지구상에 없었던 새로운 변종이 만들어진 것이기 때문에 과거 우리 조상들이 겪어보지 못한 국적 불명의 식품이라고 할 수 있다. 마치 석유에서 만들어낸 인공색소나 방부제처럼 우리 몸에 좋을 리 없고, 이로 인해 환경 문제가 심각해지고 있으며, 농약의 과다 사용, 이종교배에 따른 생태계 교란 등의 우려가 현실로 나타나고 있다.

GMO의 폐해는 여러 실험을 통해 밝혀졌다. 1998년 영국 푸

스타이 박사가 진행한 실험에서 GMO감자를 먹은 쥐들은 보통 쥐보다 면역력이 현저히 떨어졌다. 또한 뇌 수축과 주요 장기가 손상되었으며, 이는 2006년 실험에서도 동일하게 재연됐다. 2006년에는 프랑스 캉대학의 셀라리니 교수팀이 실험용 쥐 2000마리에게 2년간 GMO옥수수와 GMO콩을 먹이고 관찰했다. 쥐에게 2년은 사람으로 치면 약 10년에 해당하는 기간이다. 그 결과 각종 종양과 위와 장이 뒤틀리는 확률이 2.3배, 유방암과 뇌하수체 종양이 생길 확률이 1.7배 더 높다는 결과를 발표해서 세상을 놀라게 했다.

특히 'GMO 불임 종자'라는 것이 있다. 이는 그해에 파종해서 수확한 종자가 다음 번에는 발아가 안 되도록 유전자를 조작한 것으로 일명 '터미네이터 종자'라고 불린다. 그런데 이러한 영향 때문인지 GMO를 먹은 쥐들의 2세는 불임과 자폐증을 갖고 있다는 충격적인 실험 결과도 있었다. 이는, 씨앗이 자라 열매를 맺고 또 씨앗으로 이어지는 순환을 하지 못하게 만드는 GMO가 얼마나 자연의 순리에서 어긋나 있는지를 알 수 있는 증거이기도 하다. 또 대대로 내려오는 토종 종자를 지키며 농사를 짓는 농부들이 얼마나 중요한 일을 하는지도 새삼 느낄 수 있다.

그래서 일부 국가는 GMO 수입 전면 금지를 선언하기도 했으며, 지금도 GMO의 안전성 논란이 전 세계적으로 계속되고 있다. 우리나라는 알다시피 세계 1위 GMO 수입 대국이며, GMO

에 대해 전 세계에서 제일 관대한 편이다. 유럽의 경우는 안전성
이 검증되지 않아 환경단체들이 반대 활동을 펴 기피하고 있지
만 우리나라는 정부나 국회에서도 기업의 입장을 더 반영하고
소비자들의 인지도 역시 낮아 GMO의 실험장이 되고 있다.

우리나라 GMO 표시법의 문제점

현재 유럽은 식품을 제조할 때 GMO가 0.9% 이상, 우리나라
는 3% 이상 사용될 때 GMO 표기 대상으로 규정하고 있다. 그
러나 이도 GMO가 원료 중에서 사용량이 상위 5순위 내에 들
지 않으면 표기하지 않아도 된다. 따라서 GMO 표기 제품은 슈
퍼나 마트에서 찾아보기 힘들다. 하지만 상당수의 제품에는 이
미 GMO가 포함되어 있다. 그렇다 보니 웃지 못할 에피소드가
생기기도 한다. 유럽에 여행을 다녀온 사람들은 유럽의 마트에
서는 GMO 제품을 많이 보았지만, 한국에서는 이를 찾아볼 수
없으니 우리나라가 최소한 GMO에서만큼은 유럽을 앞서가는
선진국이라고 말하기도 했다는 것이다. 하지만 이는 우리나라의
관련 법이 GMO에 대해 얼마나 관대한지를 보여주는 일면이다.

또 우리나라는 식용류, 간장, 증류주, 참치 통조림 등의 가공
식품들을 GMO 표시 대상에서 합법적으로 제외시키고 있으며,
전 세계적으로 유통되는 18가지 GMO 중 오직 7가지(콩, 옥수수,
유채 등)만을 표시 대상으로 한다. 반면 대두유, 옥수수유 등 식

용유는 거의 GMO 원료가 쓰였음에도 불구하고 국내법에 의거하면 GMO 표기를 하지 않아도 되기 때문에 가급적 포도씨유, 올리브유, 국산 참기름, 국산 들기름을 찾아 먹어야 한다. 지금처럼 흉내만 낸 GMO 부분표시제는 GMO 전문가들도 GMO 식품을 찾아내기 힘들게 되어 있다.

따라서 우리나라도 국내 소비자들의 식품에 대한 알 권리와 선택할 권리의 보장을 위해 유럽이나 선진국처럼 GMO 완전표시제를 해야 한다. 정부가 지금과 같은 상황을 지켜보고만 있는 것은 우리 식탁이 GMO 천국으로 변해가는 데 일조하고 있는 것과 같다. 지금도 식약청은 'non-GMO' 표시를 허용하면 물가가 상승할 수 있다는 우려로 앞장서서 반대하고 있는 실정이다. 이는 몬산토 등 GMO 유통회사들이 주장하는 논리와 일맥상통한다. 그러나 국민의 건강을 지키는 기관으로서는 결코 해서는 안 되는 일이다.

몇 년 전 경실련은 GMO 수입 실태에 대해 식약청에 정보를 공개하라고 요구했다. 하지만 식약청은 기업 비밀이라고 끝까지 반대했고, 결국 대법원 소송 끝에 2016년 9월에 식약청은 GMO 수입 실태를 마지못해 공개했다. 이때 발표한 자료에 의하면 GMO 수입 1위 업체는 CJ제일제당, 2위는 대상, 3위는 사조해표, 4위는 삼양제넥스, 5위는 인그리디언트 코리아였다. 이들 5개 업체의 GMO 수입량은 전체 GMO 수입량의 99%나 된다.

쌀 소비량
65kg

GMO옥수수 소비량
25kg

GMO콩 소비량
20kg

GMO옥수수
액상과당, 올리고당, 물엿, 과당, 포도당, 고추장, 된장, 과자, 빵, 음료, 조미식품, 인스턴트식품, 패스트푸드, 주류 등 거의 모든 가공식품과 가축사료

GMO콩
기름, 간장, 콩 레시틴(유화제), 탈지대두, 콩기름, 고추장, 된장, 각종 가공식품과 가축사료

GMO면화
면실유, 참치캔, 마가린, 샐러드용 기름, 가축사료

GMO유채
카놀라유(유채유), 가공식품

1위인 CJ제일제당은 전체 GMO 수입량의 32%를 차지했다.

특히 우리나라의 콩과 옥수수 자급률은 5% 미만이기 때문에 이를 원료로 하는 장류, 두부, 두유, 시리얼, 아이스크림, 과자, 빵 등과 카놀라, 사료 식물인 알팔파, 사탕무가 원료가 되는 가공식품에 대부분 GMO가 사용된다고 보면 된다. 또한 GMO가 많이 사용되는 간장, 식용류, 당류, 주류, 식품첨가물 등에는 GMO 표시 의무가 당연히 없다.

GMO는 식품 이외에도 가축의 사료(옥수수 99%가 GMO), 의약품, 오염 정화 기술 등에 활용되고, 특히 옥수수는 식품과 사료, 포도당의 주사제나 질병 치료 백신, 호르몬의 원료로 사용된다. 물론 이는 합법적인 의약품으로 사용된다는 의미이다. 이런 것을 모두 헤아려보면 GMO가 얼마나 많이 우리 일상에 침투해 있는지를 알 수 있다.

　　GMO 종주국인 미국조차 2016년 7월부터 GMO 농식품 완전 표시제를 시행하고 있는데, 우리나라는 언제 실현될지 오리무중이다. 국민들 역시 이런 실태를 잘 모르고 있어 더욱 안타깝다.

하버드 의대의
건강식 피라미드

  식생활이 건강을 좌우한다는데, 건강해지려면 어떻게 먹어야 할까? 하버드 의대 영양학과 교수인 월터 윌렛은 저서 《하버드 의대가 당신의 식탁을 책임진다》를 통해 '건강식 피라미드(New Healthy Eating Pyramid)'를 소개했다. 이 연구는 40년에 걸쳐 진행됐으며 하버드 의대 동료들이 함께했다. 월터 윌렛 교수는 이 건강식 피라미드 식단을 금연, 운동과 함께 병행하면 심장병의 위험이 80%, 당뇨의 위험이 90%, 뇌졸중과 일부 암 등의 위험이 70%까지 감소한다고 주장했다. 건강식 피라미드의 건강 개선 효과가 매우 강력하다는 의미이다.

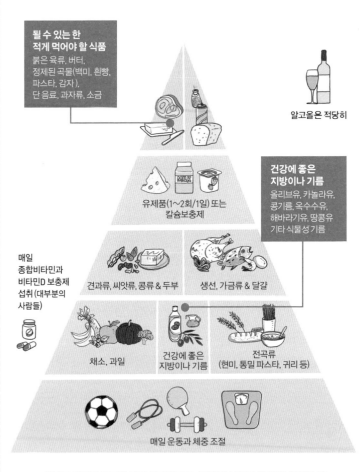

하버드 의대의 건강식 피라미드

될 수 있는 한 적게 먹어야 할 식품
붉은 육류, 버터, 정제된 곡물(백미, 흰빵, 파스타, 감자), 단 음료, 과자류, 소금

알코올은 적당히

건강에 좋은 지방이나 기름
올리브유, 카놀라유, 콩기름, 옥수수유, 해바라기유, 땅콩유 기타 식물성 기름

유제품(1~2회/1일) 또는 칼슘보충제

매일 종합비타민과 비타민D 보충제 섭취(대부분의 사람들)

견과류, 씨앗류, 콩류 & 두부

생선, 가금류 & 달걀

채소, 과일

건강에 좋은 지방이나 기름

전곡류(현미, 통밀 파스타, 귀리 등)

매일 운동과 체중 조절

하버드 의대가 발표한 건강식 피라미드. 건강한 신체를 위해 꼭 먹어야 할 음식에 대해 조언하며, 대부분의 사람들에게 별도의 종합비타민과 비타민 D 보충제의 섭취를 권고하고 있다.

피라미드의 1층 : 운동과 체중 조절

월렛 교수는 5층 피라미드 전체를 지탱하는 가장 하층부에 식품이 아닌 체중계와 운동기구를 배치했다. 장기적으로 봤을 때 체중 조절과 규칙적인 운동 없이는 건강한 삶을 유지하기 힘들다고 봤기 때문이다. 땀이 날 정도의 운동을 최소 주 3~4회는 해야 한다. 운동을 통해서는 '체중'보다 '체지방률'을 줄여야 한다.

피라미드의 2층 : 매끼 식사마다 섭취하길 권장하는 음식

정제하지 않은 탄수화물인 잡곡밥, 현미밥, 호밀빵, 통밀빵 등을 섭취하길 권장한다. 오메가-6가 많은 콩기름, 옥수수유, 해바라기유와 같은 식물성 기름이 좋기는 하지만 GMO 원료가 들어간 콩기름과 옥수수유는 피하는 것이 좋고, 오메가-3가 풍부한 올리브유나 들기름이 좋다. 올리브유는 가열하기보다는 찍어 먹거나 완성된 요리에 뿌려 먹는 것이 좋고, 나물은 들기름에 무쳐 먹는 것이 좋은 방법이다. 그리고 과일은 하루에 5회 이상 섭취할 것을 권장한다.

또 한 가지 주목할 부분은 종합비타민제와 여분의 비타민D를 추가로 섭취하라는 권고이다. 아무리 주의해도 영양상의 불균형과 부족을 피하지 못하기 때문이다. 특히 암이 발생하는 사람들은 혈중 비타민D의 농도가 낮게 나타나고 있다.

피라미드의 3층 : 하루 1~3회 섭취를 권장하는 음식

　적절한 단백질 섭취를 위해 생선, 가금류(닭고기, 오리고기 등) 등을 섭취하는 것이 좋다. 이 음식들은 하루에 1~2회 정도 섭취할 것을 권장한다. 예를 들어, 두부 반 모, 껍질 벗긴 닭고기를 탁구공 크기 2개 정도의 양으로 생각하면 된다.

　씨앗류와 견과류는 하루 1~3회 정도 섭취히는 것이 적당하다. 밥숟가락으로 1~3순갈 정도라고 생각하면 된다. 하지만 견과류의 경우 너무 많이 먹으면 높은 칼로리로 뱃살이 늘어날 수 있으니 주의하고, 소화가 잘 안 되는 사람들은 콩 대신 청국장이나 두부를 섭취한다.

　월렛 교수는 "생선은 우리 몸에 필요한 불포화지방산을 공급하고, 콩류와 견과류는 다양한 만성질환을 예방하는 데 도움을 주며, 여러 가지 생리활성물질까지 공급해준다"며 끼니마다 섭취하기를 당부했다.

피라미드의 4층 : 하루 1~2회 섭취를 권장하는 음식

　우리나라 국민건강영양조사에 의하면 가장 결핍되기 쉬운 영양소가 칼슘이다. 따라서 우유, 치즈, 요구르트 등의 유제품이나 칼슘보충제를 하루 1~2회 섭취하는 것이 좋다. 하지만 성인이라면 가급적 저지방 유제품을 먹을 것을 권장한다. 성인의 경우 고혈압, 당뇨, 이상지질혈승 능에 쉬악아기 때문에 하루에 포화지방을 20g 이상 섭취해선 안 된다.

칼슘보충제를 섭취할 경우 원료의 질적 수준이 보통 소뼈→어패류→굴껍데기→해조 분말 순서로 상향되기 때문에 가급적 청정 해역에서 자란 굴껍데기나 해조 분말을 원료로 한 칼슘보충제를 추천한다. 또 동물성 원료보나는 식물성 원료가 소화흡수에 용이한 편이다.

피라미드의 5층 : 가끔 섭취하기를 권장하는 음식

될 수 있는 한 적게 먹어야 할 음식으로 붉은색 육류, 버터, 정제된 곡물(백미, 흰 빵, 흰 국수, 파스타 등), 감자, 케이크 등을 꼽았다. 정제된 곡물은 인슐린의 급상승과 급하강을 야기하기 때문에 공복감을 빨리 느끼게 한다. 하지만 이 음식들을 아예 먹지 않을 수는 없다. 너무 많이 먹으면 안 되고, 피할 수 있으면 되도록 적게 섭취하는 것이 건강에 좋다.

피라미드에는 적혀 있진 않지만, 적당량의 알코올 섭취는 고밀도 콜레스테롤을 증가시켜 동맥경화증 예방에 효과가 있다고 한다. 적정 알코올 섭취량은 와인 1잔이지만 간염 보균자 또는 지방간이나 유방암의 위험이 있는 사람에게는 1잔의 와인도 위험할 수 있다.

이 식단은 특히 한국의 사망원인 1~3위인 암, 뇌졸중, 심장병 같은 심혈관질환 예방에 도움을 준다. 물론 건강식 피라미드대로 식단을 짜는 것은 쉽지 않다. 하지만 정말 건강을 위한다면 운동도 좋지만 먹는 것부터 신경을 써야 한다.

우리 몸은 먹는 대로 만들어진다. 어떻게 먹는 것이 좋은지, 부족한 영양소는 무엇인지, 내 몸에 잘 맞는 영양제는 무엇인지, 어떻게 보충해서 먹는 것이 좋은지를 알면 건강관리에 큰 도움이 될 것이다.

천연 비타민 VS. 합성 비타민

하버드 의대가 제안한 건강식 피라미드에서는 종합비타민제로 조절소를 보충할 것을 권고했다. 그렇다면 어떤 비타민제를 선택해야 할까?

비타민제는 크게 합성과 천연으로 구분할 수 있다. 합성 비타민은 실험실에서 석유 제품(Petroleum Products)을 기본으로 화학적 공정을 거쳐 만들어낸 것으로, 한 번에 대량으로 생산할수 있어 원가가 저렴하다. 이와는 달리 천연 비타민은 자연에서얻어지는 곡물, 과일, 채소 등의 식물과 생선 등에서 성분을 그대로 추출하거나 농축해 만들기 때문에 원가가 비쌀 수밖에 없다. 물론 둘 중에서 건강에 더 좋은 것은 자연에서 성분을 추출한 천연 비타민이다.

합성 비타민C를 녹인 물에서 죽은 물고기

합성 비타민C는 석유 찌꺼기인 콜타르를 기본으로 해서 화학적 공정을 거쳐 추출, 정제하기 때문에 제품 라벨 뒷면에는 '아스코르빈산'으로 명시되어 있다. 석유 찌꺼기라고 말하면 아무도 먹지 않을 것이기 때문이다. 더불어 거의 모든 화학첨가물이 석유화합물에서 나왔다는 사실을 아는 사람은 그리 많지 않다. 또 일상생활에서 많이 접하는 치약, 드링크류, 과자, 빵, 인스턴트 식품에는 안식향산나트륨, 즉 방부제 성분이 들어가 있다.

물 1ℓ가 담겨 있는 3개의 어항에 안식향산나트륨 2.4g, 합성 비타민C 2.4g, 안식향산나트륨과 합성 비타민C 각 1.2g씩을 넣고 녹인 뒤 물고기 3마리를 각각의 어항에 풀어놓았다. 어항 속의 물고기들은 어떤 반응을 보였을까?

놀랍게도 3마리 모두 죽었다. 그중에서도 합성 비타민C와 안식향산나트륨이 혼합된 물에 풀어놓은 물고기가 가장 빨리 죽었다. 두 성분이 화학반응을 일으키면서 발암물질인 벤젠을 형성했기 때문이다. 실제 5~10분 사이에 물고기가 죽을 정도로 그 독성은 강하다. 합성 비타민C를 녹인 물에 있던 물고기는 대략 20분 내외에 죽고 말았다. 5시간 뒤에는 안식향산나트륨이 녹아 있는 어항의 물고기가 죽었다. 이처럼 합성 비타민C 용액이 녹아 있는 물은 안식향산나트륨이 녹아 있는 물보다 독성이 상하나. 그럼에도 우리는 합성 비타민C를 돈을 주고 일부러 사서 먹는다. 우리가 가급적 천연 원료의 천연 비타민C를 먹어야 할 이유이다.

천연 비타민C는 체내 흡수율이 70% 이상으로 체내 흡수율이 10% 정도에 불과한 합성 비타민C와는 그 차이가 크다. 또 천연 비타민C는 인체에서 일어날 수 있는 화학적 작용에 대해 안심할 수 있다. 즉 천연 비타민C는 화학약품이나 인공첨가물, 방부제 등을 거의 함유하고 있지 않기 때문에 다른 화학물질의 복합 섭취로 인한 체내 부작용을 최소화할 수 있다.

천연 비타민C는 합성으로는 만들어내지 못하는 식물 농축물도 포함하고 있다. 또한 천연 비타민C에서만 발견되는 '알려지지 않은(unknown)' 요소들이 상호작용을 일으켜 합성 비타민C와는 비교할 수 없는 월등한 효과를 낸다.

합성 비타민에만 있는 특허

대자연에서 자라거나 재배된 곡식과 채소, 과일에는 과학으로 밝혀내지 못한 많은 식물 내재 영양소가 함유되어 있다. 그래서 곡식과 채소 및 과일을 먹거나 곡식, 과일 및 채소로 만든 천연 비타민을 복용할 경우 각종 영양소와 보조 요소를 그대로 섭취할 수 있어서 좋다.

일부 화학자들은 합성 비타민이 천연 비타민과 분자 구조가 같기 때문에 별 차이가 없다고 주장한다. 즉 개별적인 요소

■■ 천연 비타민은 부작용이 없다

천연 비타민

비타민 성분과 함께 천연 부산물(단백질, 당류, 바이오플라보노이드 등)이 들어 있어 정상 섭취는 물론 과다 섭취 시에도 부작용이 없다.

합성 비타민

합성 과정에서 만들어진 화학부산물들이 본래의 효능을 떨어뜨리고 알레르기 반응을 일으키기도 한다. 또한 과다 섭취 시 폐암 발병률 증가, 시력 저하, 탈모, 간 비대, 위염, 백혈구 기능 손상 등의 부작용을 초래한다.

(isolated factors)가 같다고 주장한다. 그러나 합성 비타민은 '몇몇 개별 요소들의 결합'일 뿐이며, 결코 자연에서 발견되는 식물 내재 영양소가 아니기 때문에 이 둘은 전혀 다르다는 사실이 밝혀졌다.

그렇다면 지금까지 합성 비타민이 많이 알려진 이유는 무엇일까? 그 이유는 간단하다. 각 연구실이나 기타 제약회사에서 합성 비타민을 서유 제품으로부터 쉽게, 저렴한 비용으로 제조할 수 있었기 때문이다. 또한 별도의 특허까지 얻을 수 있으며, 생산을 독점해서 폭리를 취할 수 있다. 참고로 천연 비타민이나 미네랄, 식물 내재 영양소 자체에는 특허를 내주지 않는다.

더불어 합성 비타민은 인체에 독으로 작용할 가능성이 매우 높다. 합성 비타민을 복용할 시에는 자연음식에서 일반적으로 발견되는 비타민의 정상적인 작용을 돕는 보조 요소(co-factors)를 따로 복용해야만 한다. 합성 비타민에는 이러한 보조 요소들이 포함되어 있지 않기 때문에 인체로부터 이러한 보조 요소들을 끌어와서 사용하게 된다. 그러므로 합성 비타민을 장기간 복용하면 몸속의 보조 요소가 고갈되어 몸의 상태가 더 나빠질 수 있다. 그래서 합성 비타민의 작용은 약물의 상습적 복용에 비유된다. 즉 합성 비타민은 체내에 영양소를 공급하는 것이 아니라 인체를 과도하게 자극하는 작용을 할 뿐이다.

어떠한 과학도 자연을 대체할 수는 없다. 따라서 비타민제 선택은 신중해야 하며, 합성 비타민은 독이 될 수 있기 때문에 가급적 천연 원료로 만든 천연 비타민제를 섭취하는 것이 좋다. 2008년 덴마크 대학병원 연구팀이 합성 비타민 섭취자의 조기 사망률이 16%나 높다고 발표해서 많은 사람에게 충격을 준 적이 있다.

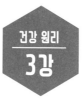

인체의 뿌리,
장 건강

'장은 제2의 뇌'라는 말이 있다. 면역세포의 70%가 장에 있으며 세로토닌의 90%가 장에서 분비된다. 이는 인체에서 장의 역할이 얼마나 중요한지를 단적으로 알려준다. 하지만 장에 유해균이 많으면 장 건강은 급속도로 망가진다. 가장 이상적인 장내 환경은 유익균이 30%, 유해균이 5~10%, 중간균이 60~65%일 때인데, 이 균형이 깨져서 문제가 생기면 혈액이 탁해지고, 그 결과 전신의 기관에 문제가 생길 수 있다. 이때는 유산균을 투입해서 더 이상 건강이 악화되는 것을 막아야 한다.

인체를 지키는
제2의 뇌, 장

장(腸)은 인체의 뿌리와 같다. 식물이 뿌리를 통해 양분을 흡수해 생명을 유지하듯 인체는 장을 통해 영양분을 흡수한다. 흙이 오염되거나 뿌리가 병들면 나무가 시들듯 인체도 장이 병들면 시들시들 앓게 된다. 아무리 좋은 영양소나 퇴비를 주더라도 뿌리가 약해서 흡수를 못 하면 아무 소용이 없는 것과 같다. 반대로 식물의 뿌리가 건강하면 잎과 가지, 열매가 모두 튼튼하다.

만병의 근원은 장에서 시작

우리 몸에서 장도 마찬가지이다. 장이 좋으면 조금만 좋은 음식을 먹어도 흡수율이 높아져 건강 회복이 빠르다. 반면 장이 막혀 있거나 지저분해져 있으면 음식물이 모두 부패되고 배설 능력과 소화흡수 능력이 저하되어 각종 질병에 노출되기 쉽다. 그러므로 질병을 예방하고 노화를 늦추려면 장 관리가 기본이다.

조금 넓은 범위에서 봤을 때 식도에서 항문까지를 장이라고 볼 수 있으며 그 길이는 8m 인폭이다. 이 중에서 6m를 차시하는 소장은 인체 최대의 면역 조직인 림프 조직에 의해서 보호된다. 소장의 말단 부분과 음식물의 최종 종착역인 1.5m의 대장은 장내 균총을 활용해서 음식물 찌꺼기와 각종 노폐물, 유해 세균과 바이러스 등을 퇴치한다. 참고로, 동양인의 장이 서양인의 장보다 80cm가량 더 길다. 초식동물이 육식동물보다 장의 길이가 더 길듯 채식 중심의 식사를 해온 동양인이 육식 중심의 식사를 해온 서양인보다 장의 길이가 긴 것은 당연한 일이다. 그래서 동양인의 상체는 신장에 비해 큰 편이다.

우리가 섭취한 음식물은 장을 거쳐 항문으로 배출되기까지 약 12시간에서 24시간이 걸린다. 이 시간은 청국장 제조기에서 콩이 발효되는 시간과 거의 일치한다. 장의 상태가 좋을 때 음식물이 장내 세균에 의해 발효되는 것과 같은 것이다. 음식물이 잘 발효되어야 좋은 영양소가 들어오고, 부패되면 나쁜 노폐물과 독소들이 장 점막을 자극해서 장을 훼손시키며 몸을 병들게 한다. 장에서부터 들어온 독소와 노폐물은 혈액을 탁하게 하고 온몸을 병들게 한다. 장내 유해 독소는 변비와 설사는 물론 고

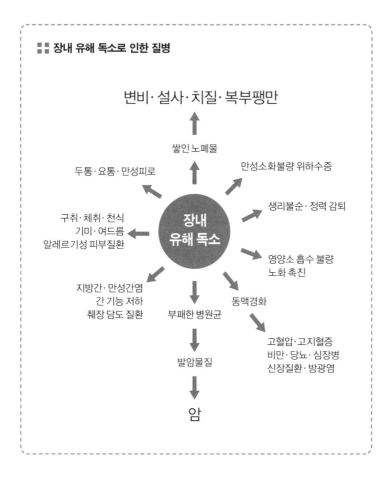

혈압, 당뇨, 지방간, 아토피, 비염, 천식, 암 등 모든 질병을 일으킨다. 만병의 근원이 장인 것이다.

대장에 병이 더 잘 생기는 이유

우리가 음식물을 섭취하면 위는 그것을 분해·멸균하고 단백질을 소화시키는 소화액을 분비한다. 소장은 최종적으로 음식물을 아주 작은 분자로 분해한다. 소장 앞부분의 내벽에는 소화샘이 있는데 이곳에서 소화액이 나온다. 이 소화액은 탄수화물을 포도당으로, 단백질을 아미노산으로, 지방을 지방산으로 각각 분해한다. 이렇게 잘게 분해된 영양소들은 소장 안쪽 벽의 표면에 있는 수많은 돌기를 통해 흡수된다. 이 접촉면을 펼치면 테니스코트의 2배 면적이 된다.

대장은 음식물 찌꺼기를 처리하는데, 이때 오염원을 코팅하고 마지막으로 남은 일부 영양소와 수분을 흡수한다. 또한 독성물질이 장 점막에 흡수되는 것을 막아준다. 대변을 분해해보면 3분의 1은 음식 찌꺼기, 3분의 1은 세균, 나머지 3분의 1은 장에서 떨어져 나온 점막이다.

상한 음식이나 독성물질이 체내로 들어오면 설사를 일으켜 빼내는 것도 대장에서 하는 일이다. 이처럼 대장은 음식물 찌꺼기를 최종적으로 분해 처리하므로 대장 점막이 혹사당하기 쉽고, 대장 점막에 문제가 생기면 혈액이 탁해지기 쉽다. 그래서 소장에 병이 생기는 것보다 대장에 병이 더 잘 생기는 것이다. 이것이 바로 우리가 소장보다 대장 관리에 신경을 특별히 더 써야 할 이유이다.

유산균은 장 건강에
어떤 영향을 미치나

우리 몸에는 39조 마리 이상의 미생물이 서식하고 있으며, 그 무게만 1~2kg에 달한다. 그중 38조 마리가 대장에 살고 있다. 참고로 구강에는 대장의 1/100, 소장에는 대장의 1/1,000, 피부에도 대장의 1/1,000, 위에는 대장의 1/10,000,000이 있다. 반대로 만약 황금색 변을 본다면 유익균이 많이 서식한다는 증거이다. 색깔이 어둡고 냄새가 지독하면 유해균이 많다고 보면 된다. 단순하게 말하면, 유익균은 음식물을 발효시키지만 유해균은 음식물을 부패시킨다.

대장균은 중간균의 역할

장내 미생물에는 몸에 유익한 역할을 하는 유익균과 몸에 해로운 영향을 끼치는 유해균, 이도 저도 아닌 중간균이 있다. 가장 이상적인 장내 환경은 유익균이 30%, 유해균이 5~10%, 중간균이 60~65%일 때이다.

대장에 사는 수많은 세균 중에서 대표적인 것이 대장균이다. 대장균은 사실 나쁘기만 한 균은 아니다. 식품 위생 검열 시 대장균을 지표로 삼는 이유는 대장균이 있다면 다른 세균이 존재할 가능성이 있기 때문이다.

대장균은 좋고 나쁜 것이 아니고 중간균에 불과하다. 장의 상태에 따라 유익균도 되고 유해균도 된다는 의미이다. 장의 상태가 좋을 때는 장내 발효를 돕는 유익균으로 지내다가 장내 환경이 안 좋아지면 변비, 설사, 복통을 유발하는 유해균으로 바뀐다. 이는 장 안에 유익균이 많은지, 유해균이 많은지에 따라 달라진다.

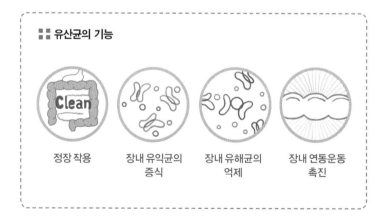

유산균의 기능

정장 작용 | 장내 유익균의 증식 | 장내 유해균의 억제 | 장내 연동운동 촉진

■■ 유산균의 역할

- 장을 깨끗하게 해주고 소화와 영양소 흡수를 돕는다.
- 장내 유해균, 해로운 바이러스, 기생충을 억제한다.
- 장내 연동운동을 촉진하여 노폐물 배설을 돕는다.
- 장내 유익균의 증식을 통해 면역력을 높여준다.
- 뇌 화학물질을 만들어 정신을 안정시킨다.
- 스트레스를 처리하도록 돕는다.
- 밤에 숙면을 취하도록 돕는다.
- 인체의 염증을 차단해준다.

대표적인 유익균은 유산균이다. 유산균의 비율이 높아 음식물이 발효되어 장으로 들어오면 혈액이 깨끗해지고, 음식물이 부패되어 장으로 들어오면 혈액이 오염되고 탁해진다. 당연히 우리 몸의 면역세포 70% 이상이 장에 있기 때문에 장 상태에 따라서 면역력이 달라진다. 면역력의 70%가 장에 달려 있다는 말이 바로 이런 이유 때문이다. 따라서 유산균이 많은 장이 건강한 장이고, 유해균이 많은 장은 병든 장이다. 건강하려면 장이 튼튼해야 하고, 장이 튼튼하려면 장내 유산균의 비율이 높아야 한다. 이렇게 유산균의 비율을 높이려면 식사를 현미채식 위주로 바꾸고, 양질의 유산균과 몸에 맞는 식이섬유를 섭취해 주는 것이 좋다.

장 건강과
장누수증후군

건강의 척도는 잘 먹고 잘 배설하는 것이다. 이 두 활동은 모두 장에서 이루어진다. 장은 해독과 면역에 있어 가장 중요한 역할을 담당한다. 장에 노폐물과 독소가 쌓이면 장 점막이 손상되어 염증이 생기고, 손상된 장 점막에 독소가 침투해 혈관을 타고 온몸에 퍼지며 오장육부와 세포를 손상시켜 질병을 야기한다. 이를 장누수증후군이라고 한다.

장누수증후군은 장 점막이 손상되어 발생한다. 그렇다면 장 점막이 손상되는 원인은 무엇일까?

장 점막이 손상되는 이유는 한마디로 우리가 먹는 음식물이 자연음식이 아닌 유해화학물질이 함유된 음식이기 때문이다. 장을 손상시키는 원인을 좀 더 세부적으로 살펴보면 다음과 같다.

장 점막을 손상시키는 여러 가지 이유들

장 점막을 손상시키는 것은 3대 알레르기 유발 음식이다. 예를 들면 우유에 함유된 알파카세인, 달걀에 함유된 에그알부민, 밀가루에 함유된 글루텐이 대표적이다. 이런 음식에서는 '에소루핀'이라는 알레르기물질이 생성되는데, 이 물질은 염증 억제 생리물질인 프로스타글란딘의 합성을 억제하는 역할을 한다.

빵, 떡, 과자, 면류, 패스트푸드, 인스턴트식품도 장 점막을 손상시킨다. 설탕은 유해균과 질염을 유발하는 칸디다균이나 염증을 유발한다. 가공식품 중 쇼트닝, 마가린 등의 트랜스지방은 담즙산의 분비를 증가시켜 대장을 과도하게 자극한다. 식이섬유가 적은 정백 식품(백미, 백밀, 백설탕, 정제소금, 조미료, 인공감미료 등)과 과도한 육류 섭취 역시 장 점막을 손상시킨다. 특히 육류에 함유된 단백질은 소화 과정에서 부산물인 암모니아를 발생시켜 해독이 어렵고 혈액 내 노폐물로 인해 장 점막을 손상시킨다. 참고로 가축들은 GMO옥수수 사료와 각종 항생제, 위장약, 합성 비타민 범벅의 사료를 먹으면서 유해물질을 축적한다.

유산균과 식이섬유 부족 등에 의해 변비나 숙변이 쌓이면 여기에서 나오는 유독가스가 장 점막을 손상시켜 장누수증후군을 일으킨다. 음주 시 술을 분해하면서 나오는 아세트알데히드도 장 점막을 손상시킨다. 각종 약과 항생제, 농약, GMO는 칸디다(곰팡이), 기생충, 박테리아, 곰팡이 등 장내 이상균 번식을 초래

■■ 장 점막이 건강할 때 VS. 장 점막이 손상되었을 때

장 점막이 건강하면 장 안으로 독소가 들어오지 못한다

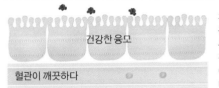

건강한 장의 융모는 유익균으로 뒤덮여 있어 잘 분해된 영양소만 흡수, 각종 면역물질과 3000여 종의 효소를 만들어낸다.

장 점막이 손상되면 독소들이 혈관 안으로 쏟아져 들어온다

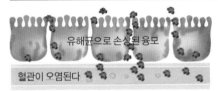

장누수증후군으로 손상되어 틈이 벌어진 세포 사이로 온갖 독소들이 혈관으로 들어와 질병을 일으킨다.

해 역시 장 점막을 손상시킨다.

스트레스를 받으면 항스트레스 호르몬인 코티솔이 분비되면서 유산균이 활성화되지 못한다. 이러면 장내 세균의 비율이 바뀌고 장 점막이 손상되면서 오염된 혈액이 체내로 침투해 건강에 악영향을 미친다.

이처럼 장 점막을 손상시켜 장누수증후군을 일으키는 원인은 항생제, 중금속, 농약, 방부제, 화학첨가물, 스트레스 등으로 압축할 수 있다.

유산균의 역할과
선택의 기준

　장 건강은 무병장수하는 데 가장 중요하다. 그렇기 때문에 장 건강을 위해서는 잘못된 식습관과 생활습관을 개선해야 하며, 이를 통해 장내 유익균(유산균)과 유해균의 균형을 회복하는 것이 급선무이다. 장내 유익균이 풍부하면 장 점막이 튼튼해지고, 음식 노폐물과 독소 유입은 차단되고 좋은 영양분만 유입되기 때문에 피가 깨끗해지고 세포가 살아나서 몸이 전반적으로 건강해진다.

식사요법과 운동요법을 동시에 진행해야

　장내 유익균을 증식시키려면 유익균이 좋아하는 채소를 중심으로 식사를 해야 한다. 반면 유해균은 고단백, 육류 단백 식품을 좋아하기 때문에 다소 삼가야 한다. 장에 어떤 먹이를 주느냐에 따라 해당 균이 활성화될 수밖에 없다. 또 나이가 들면 자연스럽게 유익균이 줄어드는데, 유익균은 따뜻한 환경에서 활발하게 활동하므로 몸, 특히 장을 따뜻하게 해야 한다. 시도 때도 없이 찬물, 커피, 주스, 탄산음료, 맥주 같은 주류 등을 마시면 장이 차가워지고 유익균이 죽는다. 장이 따뜻해야 유익균이 자라고, 먹은 음식물의 발효가 잘된다. 장을 따뜻하게 하기 위해서는 물 관리는 물론이고 온열요법을 해야 한다.

또한 하체를 중심으로 운동을 하고 식사요법도 동시에 해야 한다. 여기에는 찬 음식을 삼가는 것과 상온의 음식을 섭취하는 것, 그리고 채식 위주의 식단이 포함된다. 또 긍정적인 마음가짐을 강화하는 명상을 하는 것이 좋다.

유익균을 단기간에 증식시키는 가장 좋은 방법은 유산균, 식이섬유, 올리고당을 많이 섭취하는 것이다. 이런 영양요법은 고농축 유산균 제재를 과량 복용해 단기간에 유해균을 제압하는 것이 중요하며, 유산균의 먹이인 식이섬유와 올리고당을 충분히 섭취해야 한다. 그러면 어떤 유산균을 먹는 것이 좋을까? 좋은 유산균의 선택 기준은 무엇일까?

첫째, 장까지 살아서 가는 생존율(장 도달성)이 높아야 한다. 둘째, 장 점막에 잘 부착(장 부착성)되어야 한다. 셋째, 장내에서 잘 증식(장 증식성)되어야 한다. 이러한 유산균을 적절하게 섭취하면 배변이 좋아지고 황금색 변을 보게 된다.

일반적인 유산균은 산과 알칼리에 약하고 열에 약하다. 따라서 섭취했을 때 강산인 위산에서 죽고, 쓸개에서 나오는 담즙산(알칼리)에 대부분 죽는다. 많이 섭취해도 위산과 담즙에 의해 다 죽으면 소용없다. 그래서 유산균은 이중으로 코팅되어 위산과 담즙에도 살아남고, 장에서 잘 풀어지는 특수 코팅이 된 것이 좋다. 유산균 코팅을 얼마나 잘히느냐는 유산균 상용화 기술 수준의 척도가 되어왔다. 그러나 최신 연구에 따르면 위산과 담즙에서 생존력이 월등한 유산균이 있는데, 이런 유산균은 특수 코팅을 하지 않아도 생존율이 매우 높다고 한다. 따라서 최근의 유산균 시장은 생존율이 뛰어난 유산균주를 발견해 배양하고, 순기능을 하는 유산균 종류를 어떻게 배합하는가가 더 중요한 기술로 부각되었다.

유산균은 사람의 장에서 사는 유산균을 먹어야 한다. 유산균이라고 하면서 사람의 장에서 잘 정착하는 것이 아니라 우유나 유제품에서 자라는 유산균을 파는 경우가 많다. 우유에서 배양된 유산균은 사람의 장에 살아서 간다고 하더라도 장내에서 증식하지 못하고 죽고 만다. 그래서 섭취해도 장 건강에 큰 도움이 되지 않는다. 따라서 유산균을 고를 때는 유산균 수에 현혹되지 말고, 어떤 기능을 하는 유산균주가 얼마나 들어 있는지, 몇 종류의 유산균이 배합되어 있는지 등을 구체적으로 밝힌 제품을 구내아는 것이 좋나.

마이크로바이옴이 더해진 차세대 유산균

　현재 과학계에서는 유산균이나 프로바이오틱스 연구보다는 마이크로바이옴이라는 말로 연구 영역을 확대하고 있다.

　마이크로바이옴이란 마이크로바이오타(Microbiota)와 게놈 (Genome)의 합성이다. 인체에 서식하며 인간과 공생관계를 맺고 서로 유익을 주는 마이크로바이옴은 인체에 서식하는 미생물 생태계와 이들이 가진 유전정보 전체를 의미한다.

　인체 대부분의 조직, 혈액에는 수천 종류에 이르는 39조 개의 마이크로바이옴이 존재한다. 균형 잡힌 마이크로바이옴은 다양한 포스트바이오틱스를 생성하고, 유익한 포스트바이오틱스는 온몸 구석구석 퍼져나가 인체의 항상성을 유지시켜 전신 건강을 조율한다.

　미국 국립보건원의 마이크로바이옴 프로젝트는 인체 내 미생물들의 유전체 연구를 통해 마이크로바이옴이 인체 건강을 좌우한다는 사실을 밝혀냈다. 심지어 나의 유전자보다 내 몸에 거주하는 미생물들의 유전자가 내 건강에 더 많은 영향을 줄 수 있다는 사실까지 밝혀지면서 제약·바이오 업계에 핫이슈로 떠오르고 있다.

　우리가 먹는 음식의 대부분은 소장에서 소화·흡수되지만 남은 영양분은 대장에서 마이크로바이옴의 먹이가 되고 발효 과정을 거쳐 인체에 유익한 영향을 주는 포스트바이오틱스를 만든다. 다양한 건강 기능을 수행하는 포스트바이오틱스에는 단쇄지방산, 소화효소 및 대사효소, 비타민류, 항균펩타이드, 세포 외 다당류, 세포벽 성분 등이 있다.

그러나 현대인들은 산업화된 삶을 살아가면서 살균 및 정제된 가공식품을 먹고, 항생제·스트레스·환경오염 등에 노출되어 마이크로바이옴의 균형이 깨지기 쉽다. 장내 미생물의 다양성이 높고, 장내 유익균이 많고, 장내 유해균이 적을수록 장내 마이크로바이옴이 균형 잡힌 상태라 볼 수 있는데, 이것을 지켜내는 것이 건강의 핵심 과제이다.

시중에 판매되는 수많은 프로바이오틱스 제품 중 어떠한 제품이 나에게 맞는 제품인지 소비자는 일일이 섭취하여 확인할 수가 없다. 잘못 섭취하면 장내 미생물의 균형을 해칠 수도 있다. 이 문제를 해결하기 위해 사람의 변을 채취하여 사람의 장 환경을 복제하고, 해당 복제 장에 여러 가지 프로바이오틱스를 투여한 뒤 그중 최적의 효과를 나타내는 맞춤형 프로바이오틱스를 찾아내는 AI 기반 첨단 기술이 선보이고 있다. 이제는 개인 맞춤형 프로바이오틱스 시대가 도래했다.

국내에서는 마이크로바이옴 헬스케어 전문 기업 ㈜에이치이엠파마와 암웨이가 협업하여 18세 이하를 위한 그로잉랩과 성인을 위한 마이랩 솔루션을 통해 개인 맞춤형 프로바이오틱스를 2022년 5월부터 세상해오고 있다. 참고로 ㈜에이치이엠피

마는 국내에서 유일하게 장내 마이크로바이옴의 유전자 정보
와 포스트바이오틱스를 함께 분석할 수 있는 기업으로 개인의
분변을 기초로 개인 맞춤형 포스트바이오틱스 분석 솔루션인
PMAS 기술을 독자 보유하고 있다. 이는 바이오 신약을 개발
하는 최첨단 플랫폼 기술이다. 이 회사는 미생물학 분야에서
신진과학자 최우수상을 유럽과 미국, 아시아에서 수상하고,
전 한동대 교수를 역임한 지요셉 박사와 그의 스승인 미생물
분야의 세계적인 석학 홀잡펠 한동대학교 석좌교수와 공동으
로 창업한 첨단 바이오기업이다. 홀잡펠 교수는 세계 식품 미
생물 연합회장과 세계 최고의 미생물 연구소인 독일 막스 루
브너 연구소 소장을 역임한 세계적인 권위자이다.

장 건강과
식이섬유의 관계

식이섬유는 '먹을 수 있는 섬유'라는 의미다. 그 의미 그대로 실처럼 가늘지만 매우 튼튼하며 잘 분해되지 않는다.

식이섬유는 엄밀하게 말하면 탄수화물에 속한다. 당 성분들이 여러 개의 사슬고리로 결합되어 있기 때문에 조직이 치밀하고 잘 흩어지지 않아 많이 씹어야 소화가 된다. 하지만 현대인들은 빨리 먹는 걸 원하기 때문에 많이 씹어야 하는 음식을 점점 더 멀리하고 있다. 그래서 백미, 밀가루, 빵, 면류 등을 좋아하고 식이섬유가 풍부한 현미, 채소, 통곡류 음식을 좋아하지 않는다. 그래서 식이섬유가 많이 부족한 것이 현실이다.

식이섬유는 당뇨에도 도움 줘

식이섬유는 주로 식물의 잎과 줄기, 열매 등에 많이 함유되어 있으며, 물에 잘 녹는 수용성 식이섬유와 물에 녹지 않는 불용성 식이섬유로 구분된다. 식이섬유는 소화효소에 의해 분해되지 않기 때문에 칼로리를 발생시키지 않는다. 따라서 예선에는 영양가 없는 하찮은 성분으로 여겼지만 최근에는 탄수화물, 단백질, 지방, 비타민, 미네랄과 더불어 제6의 영양소라 할 만큼 그 중요성이 재조명되고 있다.

식이섬유는 스폰지처럼 주변의 수분을 흡수하는 특성이 있다. 게다가 수분을 흡수하면 팽창해 크기가 수십 배나 커지고 수분과 찌꺼기 등을 포집해 배출되기 때문에 장벽을 깨끗이 하는 청소부 역할을 한다. 또한 한참 씹어야 하므로 식사량은 많지 않아도 포만감을 주어 식욕을 억제하는 효과가 있다. 당연히 혈당도 안정시킨다. 건강을 위한 식생활 지침을 보면 채소나 과일을 많이 먹으라고 하는데, 이는 이들 음식이 비타민을 많이 함유하기 때문이기도 하지만 몸에 필요한 식이섬유를 많이 포함하고 있기 때문이다.

우리가 섭취한 음식은 일련의 소화 과정을 거치면서 영양소들이 흡수되고 나머지 음식 찌꺼기들이 대변의 형태가 되어 몸 밖으로 배출된다. 그런데 평소에 밀가루, 빵, 육류 위주로 식사를 하면서 식이섬유를 거의 섭취하지 않으면 대변이 거의 만들어지

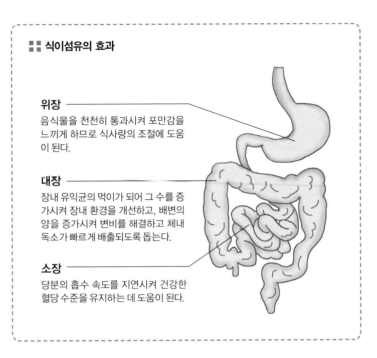

■:■ 식이섬유의 효과

위장
음식물을 천천히 통과시켜 포만감을
느끼게 하므로 식사량의 조절에 도움
이 된다.

대장
장내 유익균의 먹이가 되어 그 수를 증
가시켜 장내 환경을 개선하고, 배변의
양을 증가시켜 변비를 해결하고 체내
독소가 빠르게 배출되도록 돕는다.

소장
당분의 흡수 속도를 지연시켜 건강한
혈당 수준을 유지하는 데 도움이 된다.

지 않아 장의 연동운동으로도 밀려 나가지 않는다. 그러면 대변
이 굳고 단단해지면서 배출은 잘되지 않는 변비가 오게 된다.

결과적으로 식이섬유의 양은 대변의 양과 비례한다. 그래서
채식을 하는 아프리카 사람들은 대변의 양이 많고, 밀가루 음식
과 고기를 주로 먹는 서양인들은 대변의 양이 적다. 수분을 많
이 흡착하는 식이섬유가 충분하다면 대변의 양이 늘어나고 부
드러워져서 장벽을 통과하는 속도가 빨라지고 배변도 원활하게
이루어진다.

식이섬유는 장내에서 수분과 함께 당분을 빨아들여 서서히

배출하기 때문에 혈당이 급격히 치솟는 것을 막아 당뇨에도 도움을 준다. 콜레스테롤도 식이섬유만 충분하게 섭취하면 원활하게 배출되기에 고콜레스테롤이나 고지혈증도 잡아준다. 일반적으로 체내에서 쓰고 남은 콜레스테롤은 보통 담즙에 섞여 분비되어 내변과 함께 배출되는데, 대변이 장에 머무르는 시간이 길어지면 장벽을 통해 콜레스테롤이 재흡수되어 혈관 속 콜레스테롤 수치가 높아진다. 배변 활동이 원활해지면 콜레스테롤을 포함한 지방과 체내 독소가 몸 안에 흡수되지 못하기 때문에 장이 깨끗해지고 몸이 정화된다.

장 건강을 위해 식이섬유를 섭취할 때는 식습관과 체질을 고려해서 선택해야 한다. 평소에 소화력이 좋고 아무 음식이나 잘 먹는 사람들은 장에 열감이 있을 가능성이 높고 육류나 밀가루 음식을 좋아하고 과식하는 경향이 있다. 이들은 토끼똥처럼 딱딱하게 굳은 변을 많이 배설한다. 이런 경우라면 수용성 식이섬유를 중심으로 먹어야 배변 활동이 원활해진다. 채소와 과일의 식이섬유가 바로 수용성 식이섬유다.

유산균이 가장 좋아하는 먹이, 식이섬유

반면 소화력이 약하고 평소 설사에 가까운 묽은 변을 보는 사람은 장이 냉한 편이다. 이런 경우에는 장에 열감을 주는 곡류 중심의 불용성 식이섬유를 먹는 것이 좋다.

한국인들이 식이섬유를 가장 쉽게 섭취하는 방법은 100% 현미식을 하는 것이다. 백미를 전혀 섞지 않고 현미멥쌀과 현미찹쌀을 반반씩 섞어서 밥을 하고, 반찬으로는 식이섬유가 풍부한 나물을 먹는 것이다. 식이섬유라 하면 보통 채소 샐러드를 생각하지만, 곡물 껍데기나 나물 등에도 식이섬유가 많이 포함되어 있다. 백미식보다 현미식으로 먹으면 변비가 쉽게 개선되는 이유이기도 하다.

이렇게만 먹어도 변비의 90% 이상은 잡힌다. 그래도 변비가 지속될 경우는 내 몸에 맞는 식이섬유 건강식품을 보조적으로 먹으면 된다. 식이섬유는 유산균이 가장 좋아하는 먹이다. 장 속에 유산균이 많아지면 장내 유해균의 번식이 억제되고 장내 독소 생성이 줄어들어서 장내 환경이 개선되고 장의 활동성이 좋아진다.

장이 튼튼하면 온몸이 건강해진다. 장을 지키는 데는 앞서 설명한 유산균과 식이섬유 만한 것이 없다. 장이 건강해지면 장내 점막에 붙어 있는 노폐물을 발효해내기 때문에 가스가 나오지만 냄새는 별로 없으며, 대변은 황금빛을 띤다. 좋은 유산균과 식이섬유를 섭취하면 처음에는 가스가 많이 나오다가 서서히 줄어들면서 변이 굵고 황금색에 가까워지며, 배변이 시원하게 이루어진다. 이 상태가 되면 장내 점막이 개선되었다고 보면 된다.

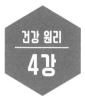

건강 원리
4강

생활용품과
환경호르몬

'환경호르몬'이란 환경을 오염시키는 화학물질이 체내에 들어와서 마치 호르몬과 같은 역할을 한다고 해서 붙여진 이름이다. 최근의 연구 결과에 따르면 환경호르몬은 생식 기능과 면역 기능을 약화시키고, 생명체에 이상 행동을 일으키며, 암 발생률을 높인다. 환경호르몬은 우리가 호흡하는 공기나 물은 물론이고 매일 식탁에 오르는 음식, 음식을 담고 포장하는 용기 등 생활의 모든 방면에서 검출될 수 있다. 환경호르몬에서 조금이라도 자유로워지기 위해서는 무엇을 어떻게 해야할지 알아보자.

몸에 치명적인
환경호르몬의 종류

전 세계적으로 7쌍의 부부 중 1쌍은 자연임신에 어려움을 겪고 있다. 남성의 정자 수는 줄어들고, 불임 판정을 받는 여성의 수는 늘고 있다. 미국이나 푸에르토리코에서는 가슴에서 멍울이 잡히고 음모에 털이 난 3세 여아가 있는가 하면, 성기가 돌출되지 않은 채 태어난 남아도 있다. 모두 성호르몬 교란으로 인한 질병이다. 또 생리불순과 부인병, 자궁 이상을 호소하는 여성들이 급격하게 늘고 있는 추세다. 많은 학자들은 인간이 만들어낸 화학물질이 환경을 오염시키고 성호르몬을 교란시켜 성(性)의 구분까지 모호해지고 있다고 주장한다. 그 화학물질은 바로 우리가 익히 들어온 환경호르몬이다.

면역 기능 약화부터 암 발생까지

'환경호르몬'이란 환경을 오염시키는 화학물질이 체내로 유입돼 마치 '호르몬'처럼 작용한다는 의미에서 만들어진 용어다. 이 용어는 1990년 후반 일본의 학자들이 일본 NHK 방송에 출연해 사용함으로써 널리 알려지기 시작했다. 학술적으로는 주로 '내분비 교란물질'이라고 불린다.

원래 '호르몬'은 그리스어 호르메(horme)에서 나왔으며, '자극하다', '움직이게 하다'란 뜻이다. 땀이나 눈물은 자신만의 관을 통해 나오는데, 호르몬은 혈액으로 소량이 흘러나와서 원하는 곳에 가서 작동한다. 즉 호르몬은 키를 크게 하거나 체온을 조절하고, 백혈구를 만드는 일을 돕거나 감정을 조절하는 등 생체기능에 관여한다.

이처럼 호르몬계는 생명체의 거의 모든 생리 기능에 관여하는 가장 중요한 조절 시스템 가운데 하나이다. 그러므로 이와 유사하게 작용하며 생체를 교란하는 환경호르몬도 그 영향력이 생체의 전 영역에 미칠 수 있다. 이런 광범위한 작용 때문에 오히려 환경호르몬이 인체에 미치는 영향을 규명하기가 쉽지 않다. 그러나 최근 연구에서 환경호르몬이 생식 기능과 면역 기능을 약화시키고, 생명체에 이상행동을 일으키며, 암 발생률을 높인다는 사실이 밝혀졌다.

대표적인 환경호르몬 물질로는 프탈레이트, 비스페놀A, 노닐

페놀 등이 있다. 이 물질들을 세포를 배양하는 실험에 투여하면 세포들이 이상증식해 혹처럼 커진다. 환경호르몬이 여성호르몬과 남성호르몬의 균형을 깨뜨려서 여성성이 더 강해지고, 이를 통해 세포 증식과 분열이 가속화하기 때문이다. 즉 세포의 이상 증식으로 종양이나 암 등이 생기는 이유도 깊이 따지고 보면 환경호르몬이 체내에 유입되었기 때문으로 분석되고 있다.

환경호르몬의 종류는 상상할 수 없을 정도로 광범위하다. 1990년대 들어 본격적으로 환경호르몬의 위해성을 지적하기 시작한 세계야생생물보호기금(WWF)은 자연에 노출된 환경호르몬의 종류를 67종으로 선정했다. 이것은 크게 농약류(43종)와 합성화합물류(24종)로 구분할 수 있다. 농약류는 대부분 자연계에 오랫동안 잔류하는 특성을 가진 유기염소계 농약들이다.

이들 유기염소계 농약들은 보통 반감기가 2~12년이며, 최대 59년에 이르는 것도 있다. 대표적인 사례가 DDT이다. DDT는 1940년대 초 살충제로 사용되어 농업 생산성을 크게 증가시키고 모기를 박멸해 학질이라는 질병으로부터 수백만 명의 생명을 구했지만, 여기저기서 부작용으로 인한 피해가 속출하자 1970년대에 사용이 금지됐다. 같은 시기에 알드린, 올드린, 클로르난과 같은 농약 역시 비슷한 이유로 사용이 금지됐다. 유기염소계 농약들의 급성독성은 소, 돼지, 닭 등의 가축류와 사람에게는 큰 영향을 미치지 않지만 보낭에 잔류하기 때문에 만성독성이 먹이사슬을 타고 생체 내에 전달되어 각종 종양이나 암 등을 유발하는 원인이 되고 있다.

세계 3대 환경 문제 중 하나

'합성화합물'은 농약류를 제외한 각종 산업세에서 파생되는 유해화학물질을 일컫는다. 예를 들어 다이옥신은 제초제를 만들 때 부산물로 발생하거나, 소각장에서 피복전선이나 페인트처럼 유기염소계 화합물을 태울 때 생성되는 대표적인 환경호르몬이다. 또 폴리염화비닐(PCB)은 전기나 열의 전달을 막는 절연유의 원료인데, 변압기나 콘덴서를 비롯해 거의 전 공업 분야에 이용된다. 주로 산업 폐수에서 많이 검출되며, 우리나라에서도 오래 전부터 낙동강을 오염시키는 주범으로 인식되어온 물질이

▪▪ 주요 환경호르몬과 발생원

물질명	발생원
다이옥신	쓰레기 소각 과정, 염소 표백 및 살균 과정, 월남전 고엽제 성분
폴리카보네이트	플라스틱 식기
프탈네이트	인공 피혁, 화장품, 향수, 헤어스프레이, 식품 포장재, 폴리염화비닐
DDT	농약, 합성살충제
알킬페놀	합성세제, 샴푸, 형광표백제, 주방용 세제
비스페놀A	합성수지 원료, 식품과 음료 캔의 내부 코팅

다. 이 외에도 계면활성제로 사용되는 페놀유와 비스페놀A, 선박 등의 도료, 세제, 목욕용품, 화장품 등에 사용되는 것들도 있다. 그러나 67종이란 수는 어디까지나 알려진 화학물질 중에서 색출된 것일 뿐이다. 매년 수십만 종 이상의 화학물질이 실험실에서 합성되고 있다. 그중 얼마나 많은 것들이 어떤 용도로 쓰이고 자연계에 어떻게 폐기되는지는 아무도 모르는 실정이다.

현재 세계야생생물보호기금 목록에서 67종, 일본 후생성에서 143종, 미국에서 73종의 화학물질을 환경호르몬으로 규정하고 있지만 얼마나 더 늘어날지는 예측할 수 없다. 이에 따라 환경호르몬의 문제는 오존층 파괴, 지구 온난화 문제와 함께 세계 3대 환경 문제가 됐다.

호르몬의 활동을
방해하는 환경호르몬

　석유부신물로 인위적으로 합성해낸 합성화학물질은 영향력이 크든 작든 거의 모두 환경호르몬으로 작용한다고 보면 된다. 즉 자연물질이 아닌 인위적인 합성화학물질은 반드시 반작용을 동반한다. 다만 그 위해의 정도만 다를 뿐이다. 그렇다면 도대체 환경호르몬은 어떤 메커니즘을 통해 생명체를 괴롭히는 것일까? 안타깝지만 현재 환경호르몬의 메커니즘에 대해서는 명확하게 밝혀진 것이 없다. 이러한 이유 때문에 우리가 더욱 큰 공포와 불안감을 갖게 되는 것이다.

생식 기능 이상, 세포 기형, 이상증식…

　사람의 체내에는 100여 종이나 되는 호르몬이 있다. 뇌에서

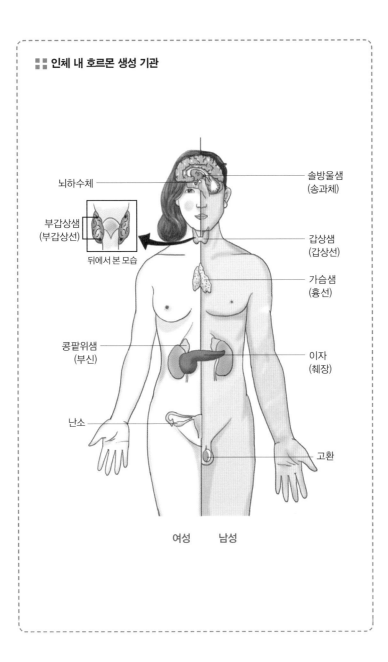

인체 내 호르몬 생성 기관

뇌하수체

솔방울샘
(송과체)

부갑상샘
(부갑상선)

뒤에서 본 모습

갑상샘
(갑상선)

가슴샘
(흉선)

콩팥위샘
(부신)

이자
(췌장)

난소

고환

여성   남성

는 시상하부와 뇌하수체에서, 목 부위에서는 부갑상선과 갑상선에서 호르몬을 만들어낸다. 특히 시상하부는 호르몬 활동 전체를 조절하는 역할을 한다. 호르몬의 양 조절은 매우 중요하다. 아주 소량이긴 하지만 호르몬 분비가 너무 많거나 적으면 우리 몸에 이상이 생긴다. 신장 근처에 있는 부신과 이자(췌장)를 비롯해 생식기관인 난소와 고환도 호르몬을 만드는 중요한 기관이다.

이들 분비된 호르몬은 혈액을 타고 목표 부위의 세포에 도달해 자극을 가한다. 이때 호르몬은 세포에 있는 수용체와 결합하게 된다. 호르몬과 수용체의 관계는 마치 열쇠와 자물쇠의 관계 같아서 서로 결합을 하면 그 신호가 세포 내 유전자에 전달되이 몸에 필요한 특정 단백질을 생산해 생체 기능을 하는 것으로 알려져 있다. 그런데 환경호르몬이 이 역할을 대체하면 유전자가 깜빡 속든지 아니면 기능에 고장이 생겨서 정상적인 호르몬의 활동을 방해하게 된다. 그러면 호르몬이 제 기능을 하지 못한 채 생체에서 분해되고, 이때 생체는 호르몬의 농도가 떨어지거나 비정상적으로 높아져서 생식 기능의 이상이나 세포의 기형, 이상증식 등 다양한 문제를 발생시킨다. 문제는 환경호르몬이 미량만으로도 우리 몸에 부정적인 영향을 미치기 때문에 효과적으로 대처하기가 쉽지 않다는 점이다.

지금도 발견되는 DDT

사람은 다양한 환경을 접하고 여러 종류의 음식을 섭취하며 산다. 따라서 환경호르몬이 생명체에 유입되는 경로를 추정하거나 한마디로 정의하는 것은 쉽지 않다. 우리가 호흡하고 마시는 공기와 물은 물론이고, 매일 식탁에 오르는 음식, 음식을 담고 포장하는 용기 등 생활의 모든 방면에서 환경호르몬의 위험에 노출되어 있다. 오염원으로부터 지리적으로 먼 거리에 있다 하더라도 안심할 수는 없다.

1970년대에 이미 미국에서 사용이 규제된 DDT(유기염소 계열의 살충제)는 지금도 여전히 미국 5대 호수와 워싱턴주 콜롬비아강에서 발견되고 있다. 이곳에 서식하는 어류와 흰머리독수리의 몸에 고농도의 DDT가 농축되어 있었던 것이다. 조사 결과, 아시아의 저개발국에서 사용된 것이 바람을 타고 날아온 것으로 밝혀졌다.

환경호르몬은 먹이사슬을 통해 생체 축적량이 대폭 늘어난다. 한 예로 미국 5대 호수의 물에서는 폴리염화비닐(PCB)이 거의 검출되지 않았다. 그런데 그곳에 사는 식물성 플랑크톤에서는 이보다 250배 많은 양이 검출됐다. 동물의 플랑크톤은 500배, 이들을 먹고사는 갑각류는 4만 5000배, 갑각류의 천적인 빙어는 83만 5000배, 그리고 빙어를 잡아먹는 재갈매기에 이르면 농도는 2500만 배까지 치솟는다. 물이 깨끗한 것과 환경호르몬의 손아귀로부터 벗어나는 것은 별개임을 단적으로 알려주는 사실이다.

대양의 깨끗한 바닷물에서 건져 올린 덩치 큰 해양수산물들의 중금속 축적량이 많은 것도 바로 먹이사슬 때문이다. 그렇다고 해서 중요한 영양소를 함유하고 있는 수산물을 무작정 먹지 않을 수는 없다. 다만 미국 식품의약국(FDA)은 특별히 임산부들에게 옥돔과 상어, 황새치, 청새치 등은 피해야 할 생선으로 분류하고, 비교적 수은 수치가 낮은 통조림 참치, 새우, 연어, 틸라피아, 메기, 대구 등을 섭취가 안전한 어류로 제시하고 있다.

이런 현상은 비단 생선에만 나타나지 않는다. 가습기 살균제와 생리대, 살균 세정제, 에어콘 필터가 우리 사회에 큰 충격을 준 것처럼 앞으로 환경호르몬의 피해에 대한 논란은 환경 문제의 가장 큰 이슈가 될 것이다.

합성 계면활성제가
인체에 해로운 이유

일반적으로 하천 및 강 오염의 주범을 공장 폐수로 알고 있는 사람들이 많다. 하지만 실제로는 집집마다 버리는 가정의 하수가 하천이나 강을 더 오염시킨다. 공장 폐수처럼 눈에 보이지 않기에 심각성을 모를 뿐이다. 그렇다면 집에서 무엇을 버리기에 하천이나 강이 오염될까?

그것은 바로 빨래하고 청소하고 설거지하고 목욕할 때 쓰는 세제와 목욕용품, 세안제, 화장품 때문이다. 이 때문에 미국 암예방협회 회장인 사무엘 엡스틴 박사는 발암물질의 90% 이상이 세제, 목욕용품, 화장품 등의 경피독 화학물질일 수 있으며, 이는 흡연보다도 3배 이상 발암의 원인이 된다는 주장을 하기도 했다.

원가 때문에 만들어지는 합성 계면활성제

세제, 목욕용품, 화장품 등에는 합성 계면활성제라는 독성 성분이 포함되어 있다. 계면활성제는 물과 기름을 섞이게 해 때를 빼주는 물질로 석유에서 추출한 화학물질이 주원료다. 이런 석유계 합성 계면활성제는 물에 분해가 안 되고 독성이 강해 물고기 등 많은 생명체들을 죽게 한다. 합성 계면활성제를 녹인 물에 물고기를 집어넣거나, 합성 계면활성제가 들어 있는 세제를 녹인 물에 물고기를 집어넣으면 몇 분 지나 곧 죽고 만다.

대부분의 생활용품 제조 기업에서는 원가 때문에 천연물질에서 추출한 계면활성제를 쓰지 않고 합성 계면활성제를 쓰고 있다. 싸게 대량으로 만들 수 있어 기업의 이윤을 극대화하기 위함이다. 한편 정부에서는 환경 오염원에 대해 가이드라인을 주어야 하지만 그 심각성을 모르고 뒷짐을 지고 있다.

합성 계면활성제가 인체에 해로운 첫 번째 이유는 분해가 잘 되지 않기 때문이다. 이런 석유화학물질은 원래 분해가 잘 안된다. 석유화학물질을 분해하는 박테리아가 지구상에 존재하지 않기 때문이다. 즉 본래의 기능인 때를 제거하고도 계속 피부에 남아 피부막 및 각질의 지방을 녹이는데, 피부막이 손상된 피부는 수분의 증발 및 세균이나 바이러스 침입을 막을 수 없어 염증이 생기고 습진과 발진 등에 걸리게 된다.

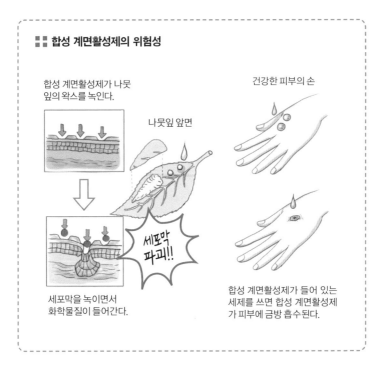

합성 계면활성제의 위험성

합성 계면활성제가 나뭇잎의 왁스를 녹인다.

나뭇잎 앞면

세포막 파괴!!

세포막을 녹이면서 화학물질이 들어간다.

건강한 피부의 손

합성 계면활성제가 들어 있는 세제를 쓰면 합성 계면활성제가 피부에 금방 흡수된다.

원인 모를 질병에 고통받지 않기 위해

합성 계면활성제가 인체에 해로운 두 번째 이유는 그릇이나 옷 등에 남아 있는 합성 세제가 물로 완전히 씻기지 않아 입이나 피부를 통해 우리 몸에 다시 스며들기 때문이다. 합성 계면활성제는 단백질과 지방으로 구성된 피부의 각질을 녹이며, 상처난 피부를 통해 흡수된다. 이때 피부로 흡수되는 계면활성제의 양은 정상 피부의 13배나 된다. 피부를 통해서 유입된 계면활성제는 림프와 혈액에 침투해 심하면 내장 깊에까지 일으킨다. 실험 쥐의 등 털을 깎고 합성 세제 원액을 발랐더니 사흘 만에 내장 장애를 입어 복부 출혈을 일으켜 죽었다는 실험 결과도 있을 정도로 합성 계면활성제의 독성은 심각하다. 몸으로 흡수된 합성 세제는 자연적으로 배출되지 않고 몸속의 간이나 비장, 신장 등에 축적되어 간 기능 저하나 세포 장애를 일으킨다.

세 번째 이유는 물속으로 흘러들어간 합성 세제는 자연 상태에서 분해되지 않고 식수로 되돌아온다. 일반적인 합성 세제의 생분해도는 70~90% 정도밖에 되지 않기 때문에 자연 상태에서 분해되지 않고 물고기들을 떼죽음시키고, 정수장에서조차 정화되지 않은 채 식수가 되어 우리 몸속으로 그대로 다시 들어온다. 특히 우리나라는 땅이 좁고 하천의 길이가 짧아 물속에 잔류된 합성 세제가 생분해되지 않은 상태에서 다시 순환되어 식수로 들어오니 문제가 심각하다. 이는 시중의 일반 정수기 필터로는 거를 수가 없다.

네 번째 이유는 일부 합성 세제 성분은 발암물질로서 식품첨가물로는 일절 사용이 금지될 만큼 독성이 강하고, 공해병을 일으키는 중금속의 흡수를 촉진시킨다. 그 영향으로 체내에 심각한 공해병을 일으키고 여기에 농약, 식품첨가물, 중금속과 같은 화학물질이 유입되면 그 독성은 몇 배로 증폭된다. 이를 '칵테일 효과'라고 부른다.

다섯 번째 이유는 임신한 쥐에 합성 세제의 주성분인 ABS를 투여한 결과 악성종양이 눈에 띄게 증가했다. 이 외에도 수컷 쥐에게 합성 세제를 먹였더니 정자 수가 급격히 감소했으며, 나머지 생존해 있던 정자들까지도 머리와 꼬리 부분의 파괴가 두드러졌다고 한다. 합성 세제를 희석시킨 물을 닭에게 먹여 정액을 채취해보니 정자 수가 현격히 감소했다고 보고됐다. 이처럼 합성 세제는 인체에 해로울 뿐만 아니라 강이나 바다로 흘러들어가 적조를 일으키고, 어패류의 부화율을 떨어뜨리고, 기형적인 어류를 발생시키며, 식물의 성장과 생육 장애를 일으킨다. 이러한 사실로 미루어보아 합성 세제가 높은 기형아 출생률과 관계가 깊다고 유추할 수 있다.

합성 세제를 사용하는 것은 이처럼 자신도 모르는 사이에 자연을 파괴하는 무서운 일이다. 우리의 사랑스런 후손들이 원인 모를 각종 질병으로부터 고통받지 않고 건강하고 쾌적한 환경에서 살아갈 수 있도록 하려면 우리 모두가 합성 계면활성제가 들어간 세제, 목욕용품, 화장품 등을 가급적 사용하지 않도록 노력해야 한다. 친자연, 친환경 생활용품으로 바꿔 쓰는 사소한 습관이 자연을 살리고 후손을 지키는 길이다.

우리가 몰랐던
치약의 독성

　앞서 이야기했던 합성 계면활성제가 입으로 들어가면 어떻게 될까? 합성 계면활성제는 피부에도 잘 스며들기 때문에 입 점막에 흡수되는 것은 순식간의 일이다. 생각만 해도 끔찍한 일이 아닐 수 없다. 물론 일부러 합성 계면활성제를 입 안에 넣는 사람은 없겠지만, 문제는 매일 아침 저녁으로 닦는 치약에 합성 계면활성제가 들어 있다는 점이다. 거품을 만들어 때를 벗겨내는 효과를 내기 위해 제조 과정에서 합성 계면활성제를 섞기 때문이다. 양치질 후 과일을 먹을 때 과일 맛은 못 느끼고 신맛만 나는 이유가 바로 여기에 있다. 합성 계면활성제는 독성이 강해서 쓴맛, 짠맛, 매운맛, 단맛을 느끼는 혀의 감각을 무력하게 만들기 때문에 신맛을 느끼는 감각만 살아남는 것이다.

양치질을 할 때마다 먹는 합성 계면활성제

우리는 매일 두세 차례 양치질을 한다. 그때마다 약 7.5mg 정도의 합성 계면활성제를 먹고 있다고 보면 된다. 자신이 사용하는 치약에 합성 계면활성제가 들어 있는지, 천연 계면활성제가 들어 있는지는 양치질을 하고 과일을 먹어보면 안다. 당연히 천연 계면활성제가 함유된 치약으로 양치를 하면 과일 고유의 단맛이 그대로 느껴진다.

자신이 쓰는 치약이 좋은지 아닌지는 양치질할 때 사용되는 치약의 양을 물컵에 떨어트려보는 방법도 있다. 치약은 침에 잘 녹아야 하고 물에 잘 용해되어 배출되어야 한다. 치약을 물에 떨어트렸을 때 2~3분 뒤 금방 녹는 치약이 당연히 좋은 제품이다. 물에 잘 녹지 않는 치약은 입 안 점막에 달라붙어 점막을 손상시키는 것은 물론 치주염, 풍치, 위염, 간염, 잇몸질환, 피부질환, 식도염 등을 유발할 수 있다. 40대 중반 이후에 치아 문제 때문에 힘들어하는 사람들이 많은 것은 우연이 아니다.

합성 계면활성제는 독성이 강해 입 안의 침을 마르게 해 입냄새를 유발하기도 한다. 이를 닦았는데 입이 자꾸 마르고 텁텁하다면 치약을 의심해봐야 하며, 잇몸질환이나 이가 시린 경우도 마찬가지다.

반면 코코넛오일과 감귤류 등에 있는 천연 계면활성제를 쓴 치약은 이런 증상이 발생하지 않는다.

저렴한 제품에 함유된 거친 연마제

일반 치약은 물(30%)+연마제(치석 제거)+이산화티타늄(표백제)+글리세린글리콜+파라핀유(윤활유)+박하 향료+사카린(단맛)+포름알데히드(방부제)로 구성된다. 생각보다는 꽤 여러 가지 합성물질이 늘어가 있다.

치약에는 이를 깨끗하게 하기 위한 연마제가 들어간다. 플라스틱 입자로 된 합성 연마제도 많고, 돌가루를 갈아서 연마제로 사용한 것도 있다. 이런 것은 입자가 고르지 않기에 잇몸에 염증을 유발하거나, 이를 패게 하거나, 풍치로 이를 들뜨게 한다.

제일 좋은 연마제는 입자가 고른 고운 진흙에서 추출한 것이지만 원가가 비싸다는 이유로 대부분의 치약 제조사에서는 합성 연마제를 사용한다. 아래의 좌측 사진은 진흙에서 추출한 고운 연마제를 넣어 만든 치약이고, 우측 사진은 합성 연마제가 들어간 치약을 확대해서 본 것이다.

참고로, 돌가루나 합성 연마제는 질감이 거칠기 때문에 코팅

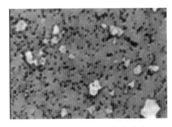 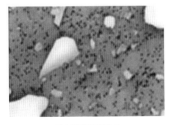

진흙에서 추출한 연마제 입자　　　　　합성 연마제 입자

이 안 되어 있다. 그래서 알루미늄포일 뒤쪽에 치약을 떨어뜨려 문질러보면 알루미늄이 긁혀서 시커멓게 올라오거나 표면에 손상이 많이 가는 것을 확인할 수 있다. 만약 잇몸이 시리거나 아픈 증상이 있으면 십중팔구 거친 연마제가 들어간 치약을 사용하고 있을 가능성이 높으니 양질의 연마제를 쓴 치약으로 바꾸는 것이 좋다.

치약을 선택할 때는 어떤 계면활성제가 쓰였는지, 어떤 연마제가 들어가 있는지를 확인해야 한다. 싸다고 무작정 사서 쓰는 것은 오복(五福)의 하나인 치아 건강을 망치는 일이다.

주방용 세제와
합성 계면활성제

주방에서 그릇을 씻거나 채소와 과일을 씻는 데 사용하는 세제는 대부분 화학적으로 합성해서 만든 합성 계면활성제가 주성분이다. 따라서 세척 후에도 미세한 양이 남아 음식과 함께 섭취된다.

환경부의 시민연대에서는 여성들이 장시간 설거지를 할 때 계면활성제에 포함된 유해 성분이 몸속으로 들어갈 수 있으니 주의하라고 경고하고 있다. 설거지를 오래 하거나 물과 관련된 일을 많이 하는 주부들의 손에 습진이 많이 생기는 이유가 바로 합성 계면활성제에 노출되어 있기 때문이다. 그러니 주부습진이 생기면 피부연고를 바를 것이 아니라 친환경 주방용 세제나 친환경 생활용품으로 바꿔야 한다. 피부연고를 바르면 그때만 효과가 있을 뿐이다. 피부를 통해 스며든 합성 계면활성제가 피부 점막을 녹여 피부 속으로 유해화학물질이 침투하고, 이것이 결과적으로 주부습진을 일으키기 때문이다.

뚝배기에 남아 있는 세제 잔류물들

주방용 세제는 그릇을 씻는 데 사용하지만, 우리가 조금씩 먹고 있다고 봐도 무방하다. 특히 물에 잘 녹지 않는 세제는 그릇에 잔류해 있다가 국이나 밥, 음식물을 담을 때 녹아 나와 다시 우리 입 속으로 들어오게 되니 간접적으로 세제를 먹는 셈이다. 이렇게 먹는 세제의 양을 환산해봤더니 1년에 소주잔 1컵에서 2컵을 먹는 정도라고 한다.

TV 방송 프로그램에서 '거품을 내뿜는 뚝배기'에 대한 실험을 한 적이 있다. 식당에서 설거지한 뚝배기에 물을 붓고 몇 분 끓이자 뚝배기에 스며들어 있던 세제가 나오면서 거품이 부글부글 올라오는 장면이 선명히 화면에 비쳤다.

세제 잔류물은 이렇게 그릇에 많이 스며들어 있다. 특별히 면이 거친 뚝배기, 코팅 프라이팬 등이 세제를 많이 머금을 가능성이 높다. 따라서 합성 계면활성제 대신 천연 계면활성제가 들어간 친환경 유기농 세제를 써야 하는 것이다.

다만 아무리 친환경 세제라고 하더라도 잘 안 닦이면 소용이 없다. 일단 세제는 세척력이 좋아야 한다. 그러니 세척력이 좋고 찬물에서 잘 녹고 환경에 유해하지 않은 천연 계면활성제가 들어간 세제를 선택해 사용하는 것이 중요하다.

이를 확인할 수 있는 실험이 있다. 식용유 혹은 고추기름을 수저에 약간 묻히고, 주방에 있는 주방용 세제를 그 위에 발라서 9~10회 가볍게 문지르자. 비교 실험할 세세가 있으면 똑같이 해보면 된다. 그리고 물이 담긴 투명 컵에 그 수저를 담갔다가 5초 후에 들어올렸을 때 만약 수저 표면에 고추기름이 남아 있으면 세척력이 떨어지는 세제다. 제일 지워지지 않는 것이 기름때이다. 또 수저를 담갔다 들어올렸다를 10회 정도 반복해도 고추기름이 남아 있으면 세제로서는 거의 의미가 없다고 봐도 된다. 고추기름이 다 씻겨져야 좋은 세제다.

세제를 씻어낸 물의 투명도도 볼 필요가 있다. 세제를 씻어낸 물이 금방 투명해지면 생분해도가 높은 것이고, 그렇지 않고 뿌연 상태로 있으면 생분해도가 떨어지는 합성 계면활성제를 쓴 세제일 가능성이 크다. 생분해도가 높은 세제가 건강에도 좋고 환경에도 좋다.

친환경 식기 세정제와 채소·과일 세정제를 사용해보면 위의 다양한 조건을 다 만족시킨다. 친환경 세제는 코코넛, 감귤류, 미네랄 등 자연에서 추출한 성분을 사용해서 인체에 무해하고, 산소를 만나면 물과 이산화탄소로 빠르게 생분해되기 때문에 환성에도 무해하다.

샴푸의 독성과
선택 기준

　미국 국립직업안전연구소가 최근에 발표한 생활용품 및 샴푸에 관한 독성물질의 위험성에 관한 내용을 보면 샴푸에는 884종의 맹독성 화학물질이 함유되어 있다고 한다. 시중에 유통되는 대부분의 합성 샴푸에 들어 있는 성분을 따져보면 주방용 합성 세제와 비슷하다. 계면활성제의 함유 비율이 샴푸는 17%, 주방용 세제는 24%, 가루 세제는 33% 정도이다. 물론 브랜드별로 약간 다를 수는 있다. 다만 계면활성제가 많이 들어갈수록 세척력이 강하다.

잔류된 샴푸 성분이 만성독이 돼

　합성 샴푸에는 세세서딤 유독성이 있는 합성 계면활성제, 즉 석유로부터 만든 희석된 황산염인 SLS(소디움라우릴설페이트)와 LAS(직쇄알킬벤젠설포네이트)가 많이 사용된다. 합성 샴푸에 들어가 있는 합성 계면활성제는 물고기를 죽이고, 쥐의 피부를 약화시켜 출혈을 일으킨다. 합성 샴푸를 매일 쓴다면 두피나 머리카락에 성분이 잔류하게 되고, 그 양이 많아지면 '만성적인 독'으로 쌓이게 된다. 이렇게 잔류된 합성 세제가 두피의 피지 보호막을 파괴하고 염증을 유발한다. 또 모발을 가늘게 만들어 탈색과 탈모 현상을 유발한다. 이때 두피로 침투한 독은 간을 손상시키기도 한다.

일본 NHK 방송에서 경피독과 자궁내막증에 대한 방송을 한 적이 있다. 일본의 한 주부가 청소를 하다가 쓰러져서 병원에 갔더니 자궁내막증이라는 진단을 받았다. 자궁에 있는 혹이 무려 26cm나 됐다. 병원에서는 혹의 원인을 여성호르몬의 과잉 분비라고 보고 여성호르몬 억제제로 약 처방을 했지만 그 이후에도 혹은 줄어들지 않고 계속 통증을 느꼈다고 한다.

그러다가 우연히 이웃집 주부로부터 자신도 생리통과 자궁염증으로 힘들었는데 샴푸를 바꾸고 사라졌다는 말을 들었다. 그 후에 그 주부는 기존에 쓰던 샴푸 대신 독성이 적은 천연 샴푸로 바꿔 쓰기 시작했다. 몇 개월 후 놀라운 변화가 생겼다. 병원에 가서 진단을 해봤더니 자궁이 혹이 26cm에서 14cm로, 무려 12cm나 줄어들어 있었다! 혹이 줄어든 만큼 통증도 많이 줄었다고 했다.

아무 생각 없이 사용해온 샴푸가 생리통, 자궁 혹이나 염증, 자궁암을 유발할 수 있다는 사실이 매우 놀랍지 않은가.

약산성일 때 피부 보호 잘돼

샴푸를 선택할 때는 다음과 같은 기준을 따라야 한다.

- 천연 계면활성제를 원료로 한 약산성 샴푸인가?
- 천연 원료 성분이 얼마나 들어 있는가?
- 거품이 지나치게 많이 나지는 않는가?
- 합성 향료가 범벅이 되어 향이 지나치게 진하지는 않는가?
- 자연수를 사용했는가? 아니면 자연수에서 불순물, 미네랄 등을 제거한 정제수를 썼는가?
- 물에 잘 씻겨내려가는가?

우리 피부와 두피는 약산성일 때 보호막이 가장 단단해져 두피를 보호하는 데 좋다. 따라서 가능하면 약산성 샴푸를 써야 한다. 하지만 시중에서 판매되는 90% 이상의 샴푸가 약알칼리성 샴푸다. 이는 장기적으로 사용하면 피부와 두피 보호막을 훼손해 염증을 유발하고, 체내로 독소가 유입될 수 있다.

우리 아이들에게 물려줘야 할 완성이브로 합성 세면휠싱제가

가족의 건강을 해치고 지구 생태계를 파괴하고 있다는 사실을
직시해야 한다. 지구의 환경을 보호하는 일은 친환경 세정제로
바꿔 쓰는 것에서 시작될 수 있다.

평생 요요 없는
디톡스 다이어트

비만은 이제 전 세계인을 위협하는 질병이 되었다. 특히 내장지방은 혈류에 섞여 혈액을 탁하게 하고 혈관을 좁고 딱딱하게 만든다. 이 상태가 지속되면 지방간, 고혈압, 당뇨, 심근경색, 뇌졸중 등이 발생한다. 이러한 지방은 운동을 해도 잘 빠지지 않는 특성이 있다. 비만은 단지 칼로리가 많은 음식을 많이 먹었다고 해서 생기지 않는다. 잘못된 생활습관 전체가 만들어내는 결과물이라고 할 수 있다. 비만을 고치기 위해서는 식습관만 살피지 말고 생활습관까지 들여다보아야 한다.

내장비만의 문제와
다이어트의 정석

비만이라고 하면 '뚱뚱한 몸'을 떠올리지만 비만에도 여러 종류가 있다. 보통 비만은 신체 구성에 필요한 지방보다 지방이 더 많은 상태로, 성인 남성은 체지방률이 15% 이내, 성인 여성은 25% 이내가 건강하다고 할 수 있다. 체지방률이란 몸무게에서 지방이 차지하는 비율을 뜻한다. 이는 체지방계를 통해 측정할 수 있다.

내장지방은 만병의 근원

비만은 지방이 과다 축적되어 생긴다. 특히 의학적으로 문제가 되는 내장형 비만은 성장기에 정상 체중 또는 저체중이다가 성인이 되어 체중이 늘어날 때 필파 나리는 사날프먼시 배 속에 지방이 축적되는 것이 특징이다. 배 속에 축적되는 지방이 내장지방이며, 이 내장지방이 혈류에 섞여 혈액을 탁하게 만든다. 이 상태가 지속되면 지방간, 고혈압, 당뇨, 심근경색, 뇌졸중 등이 발생한다. 따라서 내장지방은 만병의 근원이다. 내장지방은 굶거나 운동을 해도 살 빠지지 않는 특성이 있다.

체지방률이 남성의 경우 20% 이상, 여성의 경우 33% 이상일 경우에는 정상인에 비해 당뇨, 고지혈증, 고혈압, 관상동맥질환, 관절염, 암(유방암, 난소암, 전립선암) 등의 발생률이 높아지기 때문에 세계보건기구(WHO)에서도 비만을 '질병'으로 규정하고 있다.

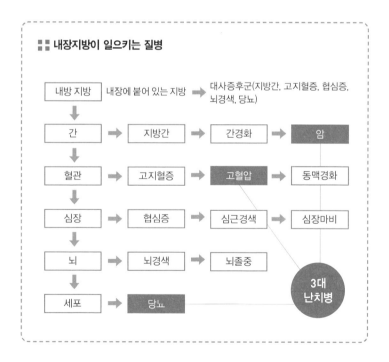

따라서 미용도 중요하지만 건강한 삶을 위해서는 체중, 정확히 표현하면 체지방률을 줄이는 것이 중요하다.

과거에는 비만의 원인을 많이 먹고 운동을 하지 않기 때문이라고 분석했다. 그래서 소식과 운동이 비만을 해소하는 최고의 방법이라고 여기고 때로는 굶고 섭취 칼로리를 줄여가며 살을 뺐다. 하지만 몇 달 뒤 요요현상이 와서 그전보다 120% 이상 살이 더 찌는 경우가 많았다.

곳곳에 비만클리닉이 넘치고 동네마다 헬스클럽이 속속 들어서고 있음에도 비만 인구가 해마다 늘어나는 이유는 그것이 '생활습관병'이기 때문이다. 이 말은 곧 비만이 장기간 형성되어온 질병이며, 따라서 생활습관을 교정하지 않고는 며칠 굶고 운동을 한다고 해서 해결되는 문제가 아니라는 이야기다. 사는 환경이 바뀌고, 먹는 음식이 바뀌고, 생활습관이 바뀌었기에 비만의 원인도 과거와는 다르게 봐야 한다.

비만의 원인으로 최근에는 비만 유전인자가 발견되면서 유전적 요인의 중요성이 커지고 있다. 이는 음식을 먹는 식습관을 부모로부터 물려받기 때문이다. 고기를 먹고 자란 아이는 고기를 즐겨 먹고, 채식을 하며 자란 아이는 채소를 즐겨 먹고, 밀가루를 먹고 자란 아이는 밀가루를 즐겨 먹게 된다.

부모의 비만 상태에 따라서 자녀의 비만 위험도 역시 달라진다. 자녀의 비만 위험도는 부모 모두 비만일 때 80%, 부모 중 한

쪽이 비만일 때 50%, 부모 모두 날씬할 때 10%라고 한다.

비만이 되는 이유

그렇다면 어떤 이유로 몸이 비만해질까? 우선, 비만인 사람들은 탄수화물 섭취의 비중이 높은 반면 양질의 단백질, 지방, 비타민, 미네랄 등의 섭취가 부족한 경우가 많다. 탄수화물을 중심으로 먹으면 혈당이 높아지고, 혈당을 조절하기 위해 인슐린이 분비된다. 인슐린은 혈당을 중성지방이나 글루카곤의 형태로 간이나 세포에 저장한다. 즉 인슐린이 많이 나오면 뚱뚱해진다는 이야기다. 또 저장된 지방을 에너지로 태워서 열량을 소모하려면 단백질과 지방, 비타민, 미네랄 등의 도움이 필요한데 이들 영양소가 부족하면 지방이 태워지지 않아서 결과적으로 에너지의 밀도가 떨어지고 살만 찌게 된다. 그래서 다이어트를 잘하려면 탄수화물이 당기지 않는 몸, 지방을 쓰는 몸으로 체질을 바꾸는 노력이 필요하다. 이 부분은 각각의 영양소가 결핍된 정도에 따라 다르기 때문에 이후에 좀 더 세부적으로 설명할 것이다.

비만이 되는 두 번째 원인은 정신적인 스트레스 때문이다. 가정이나 직장, 학교에서의 스트레스나 욕구 불만이 쌓이면 식욕이 증가한다.

스트레스에도 두 종류가 있다. 지속적인 스트레스는 식욕을 떨어뜨려 체중을 빠지게 하지만, 일시적인 스트레스가 일상적으로 반복되면 무의식적으로 장이 연동되어 평안을 찾으려는 본능 때문에 단음식이나 자극적인 음식을 먹고자 하는 욕구가 커진다. 스트레스를 받으면 교감신경이 항진되어 불편을 느끼기 때문에 반사적으로 부교감신경이 관장하는 장을 연동해서 기분을 좋게 만들기 위해 음식을 찾게 만드는 것이다. 그래서 식사 중간에도 빵, 떡, 면류, 과자, 인스턴트식품 등을 찾게 된다. 여기에 과식과 야식까지 하게 되면 돌이킬 수 없이 칼로리가 늘어나게 된다.

세 번째 원인은 일상의 다양한 습관들이다. 주로 실내에서 생활하고 책상에 앉아 있는 시간이 길면 신체활동량이 감소하고, 수면이 충분치 않을 경우 더 살이 찌게 된다. 특히 현대인들은 늦게 자는 경우가 많다. 이렇게 생체리듬이 깨지면 식사 주기뿐만 아니라 수면-각성 주기도 엉망이 된다. 다이어트에서 수면은 식이요법과 운동 못지않게 중요하다. 식이 조절을 잘하고 운동도 규칙적으로 하는데 살이 잘 안 빠지는 사람들은 수면 습관을 되돌아볼 필요가 있다. 될 수 있으면 밤 11시에서 새벽 3시 사이에는 잠을 자는 것이 다이어트를 위해서는 가장 좋다. 수면 시간이 줄고 수면의 질이 떨어져 수면-각성 주기가 흔들리게 되면 낮에도 졸리고 낮잠을 자도 개운치 않다. 무엇보다 낮 시간에 탄수화물 섭취 욕구를 이겨내지 못해 결국 다이어트에 실패한다.

굶는 것은 상황을 악화시킬 뿐

결과적으로 비만은 단순히 칼로리를 너무 많이 섭취해서 생기는 병이 아니기 때문에 칼로리 섭취를 줄인다고 해서 치유되지 않는다. 우리가 살이 찌는 것은 호르몬과 관련한 신진대사 체계가 망가졌기 때문이므로, 호르몬에 대해 제대로 알고 균형을 잃은 호르몬 체계를 바로잡을 때 비로소 문제를 근본적으로 해결할 수 있다. 굶는 것은 오히려 상황을 악화시킬 뿐이다.

음식은 칼로리만이 아니라 호르몬도 조절한다. 좋은 호르몬은 탄수화물, 단백질, 지방, 그리고 비타민과 미네랄 등을 균형적으로 섭취할 때 나온다. 굶으면 호르몬의 원료가 수급되지 않아 호르몬이 제대로 분비되지 않는다. 그 결과 호르몬의 불균형을 심화시킬 수 있다. 탄수화물 위주로 먹거나 편식을 해도 인슐린이 나와 비만을 부르거나 질병을 야기한다.

내 몸에서 부족한 영양소가 무엇인지를 파악해 채워주면서 잘못된 식습관과 생활습관을 바로잡아야 호르몬이 균형을 찾으면서 건강한 다이어트, 평생 요요 없는 다이어트가 완성된다.

비만의 원인과
메커니즘

사람은 누구나 비만 유전자를 가지고 있다. 중요한 것은 누가 그것의 스위치를 켜느냐다. 만약 체내의 특정 단백질이 세포 '핵'에 들어가면 지방세포가 나눠지는 것을 막는 특정 유전자의 활동이 감소된다. 그러면 지방세포가 많아지고 결과적으로 비만이 되는 것이다.

비만 스위치가 켜지는 원인은 무엇일까? 식습관 관점에서 좀 더 세부적으로 살펴보면 다음과 같다.

탄수화물 과다 섭취

첫째는 과식, 폭식, 야식, 인스턴트식, 고탄수화물식 등이다. 일단 많이 먹고, 자주 먹고, 단 음식을 중심으로 먹으면 혈당이 높아질 수밖에 없다. 혈당이 높으면 인슐린이 과다 분비된다. 인슐린은 포도당을 중성지방으로 저장해 간과 근육과 지방세포에 저장한다. 인슐린이 많이 나올수록 몸은 지치고 지방은 축적된다.

우리나라는 쌀이 주식이다 보니 라면, 빵, 과자, 초콜릿 등 단순당류 식품을 간식으로 먹는 경우가 많고, 그 결과 필요 이상으로 탄수화물을 섭취하기 쉽다. 성인이 하루에 섭취하는 탄수화물의 적정 비율은 총열량의 40%이다. 하지만 우리는 보통 60~70% 수준으로 먹는다. 이는 당뇨나 대사증후군 등 건강의 위험성을 증가시키기 때문에 탄수화물의 섭취 비율을 낮추고 양질의 단백질과 지방의 섭취 비율을 30%씩 높이는 균형 잡힌 식사가 필요하다. 고기를 많이 먹는다고 해서 살이 찌는 것은 아니다. 반대로 밥과 김치만 먹어도 살이 찔 수 있다. 탄수화물을 많이 섭취하면 그만큼 살이 찌기 때문이다.

단백질과 지방의 결핍

둘째, 단백질과 지방의 결핍이다. 이는 양질의 단백질과 불포화지방산을 지칭한다. 에너지 대사가 잘되려면 호르몬이나 효소의 도움을 받아야 하는데, 호르몬과 효소의 주원료가 바로 단백질과 지방이다. 그래서 칼로리가 부족하면 근육부터 빠지는 것이다. 우리 몸은 지방을 분해해서 에너지로 쓰지 않고 단백질을 분해해서 에너지로 쓰는 것이 수월하다는 것을 알고 있다. 따라서 근육을 손상시키지 않고 지방을 태워서 에너지로 쓰려면 근육의 원료인 단백질을 섭취해주어야 한다.

단백질 식품이라고 하면 고기나 우유, 유청단백질 파우더를 연상한다. 이들은 동물성 단백질의 독성과 포화지방산의 비율이 높고 부산물인 암모니아의 독성이 많이 발생한다. 또한 동물성 단백질은 포화지방산이 많이 함유되어 있어 과잉 섭취하면 LDL(콜레스테롤을 말초혈관으로 보내는 저밀도 리포단백질)의 산화가 가속화되어 혈관 경화를 유발한다. 고기를 좋아하는 사람들이 심혈관질환으로 사망하는 이유이기도 하다.

시중에서 판매되는 단백질 파우더는 동물성 단백질, 즉 유청단백질이 대부분이고 설탕이나 인공향이 많이 들어 있기에 건강에 좋은 식물성 단백질 파우더(가급적 아미노산 스코어가 100 이상인 것)를 추천한다.

지방은 트랜스지방보다는 포화지방, 포화지방보다는 상온에서 굳지 않는 불포화지방이 좋다. 불포화지방 중에는 오메가-3, 오메가-6, 오메가-7, 오메가-9이 있는데 음식으로 섭취해주어야 하는 필수지방산은 오메가-3와 오메가-6이다. 우리 몸은 30조 개의 세포로 되어 있고 각 세포막의 원료는 지방인데, 이때 오메가-3와 오메가-6의 비율이 중요하다. 오메가-3보다 오메가-6가 차지하는 배합 비율이 너무 높으면 세포막이 비둔해지고 저장 모드가 강화되어 쉽게 염증이 생기며 살이 찌는 체질로 변한다.

　참고로, 오메가-6와 오메가-3 비율이 60:1로 높은 것이 옥수수인데 옥수수가 식용유와 감미료, 동물사료 등으로 많이 쓰이기에 인스턴트식품과 음료와 고기를 많이 먹는 현대인들은 오메가-6 비율이 비정상적으로 높을 수밖에 없다. 따라서 오메가-6 섭취를 줄이고 오메가-3 섭취를 대폭 늘려야 건강해지고 살이 빠진다. 양질의 오메가-3를 섭취하려면 신선한 어유와 물에 잘 녹는 캡슐, EPA와 DHA 함량, 산패를 방지하는 천연 비타민E가 들어 있는지를 보고 선택하는 게 좋다. 건강식품 중 제대로 만들기 어려운 것이 오메가-3이다. 오메가-3를 만들려면 지방의 산패를 막기 위해 빛과 공기가 차단된 첨단 진공공정에서 작업하는 것이 좋은데, 이렇게 대자본을 투입하여 건강식품을 만들기는 쉽지 않다.

유산균과 식이섬유의 부족

　셋째, 유산균과 식이섬유가 부족해도 살이 찔 수 있다. 유산균과 식이섬유가 부족하면 장내에 유익균보다는 유해균이 더 많이 서식하며, 먹은 음식이 발효되지 않고 부패되어 혈액 속으로 흡수된다. 이렇게 되면 혈액이 탁해지는 것은 물론 혈관이 손상되고 세포는 병들어간다. 그러면 세포의 에너지 대사가 떨어져서 쓰고 남은 당이 중성지방으로 전환되어 세포에 저장, 결국 뚱뚱해진다.

이는 실험에 의해서도 증명이 됐다. 비만한 쥐와 날씬한 쥐에서 장내 세균을 빼내 또다른 실험 쥐에 넣었을 때 비만 쥐의 장내 세균을 주입한 쥐는 뚱뚱해지고, 날씬한 쥐의 장내 세균을 주입한 쥐는 날씬해지는 것을 볼 수 있다. 유익균, 즉 유산균이 부족하면 음식의 대사율이 떨어지므로 대체로 뚱뚱해진다.

비타민과 미네랄의 부족

넷째, 비타민과 미네랄의 부족이다. 우리가 탄수화물, 단백질, 지방을 아무리 먹어도 이를 소화하고 대사하려면 효소의 도움이 절대적으로 필요하다. 이런 효소를 활성화해주는 것이 바로 비타민과 미네랄이다. 우리 몸에 흡수된 포도당이 구연산회로를 통해 에너지를 발생시키기 위해서는 비타민군과 칼슘, 마그네슘, 아연, 망간을 비롯한 수많은 미네랄의 도움을 받아야 한다. 이런 것이 부족하면 먹은 열량이 태워지지 않고 불완전연소되어 젖산 등의 피로물질과 중성지방, 콜레스테롤로 잔류하게된다. 그러면 저장만 하고 태워지지 않아 지방으로 축적된다.

근육과 운동의 부족

다섯째, 근육이나 운동의 부족이다. 위의 4가지는 먹는 것과 관련이 있지만 다섯째는 약간 내용이 다르다.

우리 몸에 근육이 부족하면 기초대사량이 떨어진다. 기초대사량은 생명을 유지하는 데 필요한 에너지를 말하며, 보통 전체 에너지 대사의 70%를 차지한다. 나머지 30%는 일도 하고 음식을 먹고 소화도 시킨다.

그런데 나이가 들고 단백질도 부족하고 운동까지 안 하면 근육이 약해지고, 이에 비례해 기초대사량도 떨어진다. 그렇기 때문에 근육이 많았던 젊은 시절의 식사량을 나이가 들어서도 그대로 유지하면 당연히 살이 찔 수밖에 없다. 기초대사량이 줄어서 에너지 소비율까지 감소하지만, 먹는 것은 그대로이기 때문이다. 에너지로 소비되고 남는 부분이 바로 비만의 원인이 된다. 흔히 '나잇살'이라고 하는 것이 바로 여기에 해당한다. 따라서 다이어트를 하더라도 근육을 약화시켜서는 안 되고, 근육량은 그대로 두거나 키우고 뱃살지방을 걷어내야 요요가 없다.

근육을 유지하는 최고의 방법은 양질의 단백질을 섭취하고 운동을 꾸준히 하는 것이다. 여기서 말하는 양질의 단백질은 동물성 단백질이 아니고 100% 식물성 단백질이다. 칼로리는 '0'이고 아미노산 스코어가 '100' 이상 되는 단백질 파우더의 도움을 받으면 좋다.

이와 더불어 반드시 운동을 해야 한다. 근육은 쓰지 않으면 퇴화된다. 따라서 주 3회 이상 40분 이상 걷기 능 싱기식으로 운동을 해주어야 한다. 운동의 강도는 꾸준히 할 수 있는 정도여야 하고, 며칠만 하다가 그만둘 정도의 무리한 강도는 바람직하지 않다.

운동을 통해 뱃살을 빼려는 시도는 물론 좋지만 무엇보다 식습관을 조절하지 않으면 운동도 큰 효과가 없다. 뱃살을 빼고자한다면 자신이 현재 무엇을 어떻게 먹고 있고, 어떤 영양소가부족한지, 어떤 생활습관을 교정해야 하는지를 살펴보는 지혜가 필요하다. 또한 살은 혼자서 빼기가 힘들기 때문에 디톡스다이어트 전문가들의 도움을 받는 것이 좋다.

디톡스에서
독소의 정체는 무엇일까

　건강의 척도는 질 좋은 식사와 원활한 배변이다. 이것은 모두 장에서 이루어진다. 앞서 얘기한 바와 같이 장은 해독과 면역에 있어 가장 중요한 역할을 담당한다. 장에 노폐물과 독소가 쌓이면 장 점막이 손상되어 염증이 생기고, 손상된 장 점막에 독소가 침투해 혈류를 타고 온몸에 퍼지면서 오장육부와 세포를 손상시켜 질병을 야기한다.

제대로 된 디톡스 필요

　《동의보감》에 '장청뇌청(腸淸腦淸)'이라는 말이 있다. 장이 깨끗해야 머리가 맑아진다는 이야기다. 입으로 들어온 음식이 소화되어 장으로 흡수되면 간문맥을 타고 간으로 전달된다. 간문맥이란 위장관, 이자, 비장 및 쓸개 등으로부터 정맥이 하나로 합쳐져 만들어진 것으로 위, 이자, 소장, 대장 등과 같은 소화관에서 흡수한 영양 성분을 운반하는 중요한 통로이다.

간에서는 혈액에 녹아들어온 영양소와 노폐물을 해독한 뒤에 해독된 혈액을 신장으로 보낸다. 신장은 혈액 속에 남아 있는 요소나 요산 등을 걸러서 방광으로 내보낸다. 간에서 해독된 혈액은 한편으로는 폐로 보내져 산소를 공급받고 심장으로 간다. 그러면 심장에서는 펌프질을 통해서 전신에 맑은 혈액을 공급한다. 이때 한 바퀴 돌고 온 혈액은 비장(지라)에서 한번 걸러지고, 부족한 피 등을 보충하도록 골수에 명령을 내려 혈액을 만들어낸다. 디톡스란 이처럼 체내에 독소가 유입되는 것을 차단하고, 이미 쌓인 독소는 원활히 배출함으로써 인체를 정화해 질병을 예방하고 치료하는 것을 목적으로 한다.

디톡스는 미국 헐리우드 스타들이 살을 빼고 건강을 되찾는 자연요법으로 효과를 보면서 널리 알려지게 되었다. 장이 깨끗해지면 간이 해독에 대한 부담에서 가벼워지고 원래의 기능은 더욱 좋아진다. 간의 기능이 좋아지면 혈액이 맑아지고 혈액순환이 잘되어 몸 전체가 건강해진다.

디톡스의 효과

일반적으로 여성의 경우 출산을 하면서 자궁 내막의 어혈이다 빠져나와야 하지만, 기혈의 순환이 안 좋으면 어혈이 깨끗이 배출되지 못하고 체내에 쌓이게 된다. 이 어혈이 온몸을 순환하면서 몸을 붙게도 하고 손발을 차갑게도 하며 아랫배를 차게 하기도 해서 냉한 체질로 만든다. 반면 남성들은 강도 높은 사회생활을 하면서 술, 담배, 인스턴트식품에 노출되어 아랫배기 냉한 체질이 되는 경우가 많다.

냉한 체질로 인해 부기가 오래 가면 그것이 살이 되고 결혼 전의 날씬했던 몸매가 '아줌마·아저씨 몸매'로 바뀌면서 비만으로 진행된다. 이때 무조건 살을 뺀다고 굶거나 운동 강도를 높여서는 체질이 변하지 않고 오히려 부작용이 생기는 경우가 많다.

나는 체내의 어혈과 독소를 제거하는 데 중점을 둔 단식과 식이요법, 영양요법을 동시에 진행하는 개인 맞춤형 디톡스 다이어트를 추천한다. 디톡스 식품을 섭취하면 대소변으로 배출이 되고, 물기가 많은 설사나 끈적한 물질이 나오는 경우도 있다. 이는 어혈과 독소가 빠지는 증세로 명현현상인 경우가 대부분이다.

어혈과 독소가 빠지면 부기가 가라앉고 몸과 손발이 따뜻해진다. 이때 빠진 부기 때문에 디톡스를 하면 대략 2~5kg 정도의 체지방이 감량된다. 한 달 만에 6~10kg의 체지방이 감량되는 경우도 있지만 감량 정도는 사람마다 다르다.

개인 맞춤형 디톡스

디톡스는 음식의 섭취를 최소화하고, 부족한 영양소는 보충하며, 소장과 대장 속의 숙변과 지방을 제거하는 데 중점을 두고 진행한다. 숙변 형태로 대장과 소장의 융모 속에 낀 지방과 노폐물을 분해해 자연스레 대변으로 배출시키는 것이 중요하다. 장 속에는 수많은 유익균과 유해균이 존재한다. 유산균의 먹이인 양질의 식이섬유를 섭취해 장 속의 유익균(유산균)의 비율을 높여줌으로써 장의 활동을 원활하게 하면 숙변이 제거되고 유해균이 배출되어서 속이 편안해진다. 다만 어떤 식이섬유를 섭취할 것이냐는 체질에 따라 다르기 때문에 주의를 해야 한다.

동시에 부족한 비타민과 미네랄을 섭취해 변비와 치질을 개선하고 체질을 강화하면 자연스레 살이 빠진다. 또한 탄수화물이 거의 없는 양질의 단백질을 보충해서 공복감을 줄이고, 근육이 빠지지 않게 잡아주어야 요요가 없다. 그러면 피부가 맑아지고 근육량은 유지되고 불필요한 내장지방만 빠져 아랫배가 들어가고 얼굴도 V라인이 되면서 날씬한 몸매로 거듭나게 된다. 그저 굶거나 단백질 보충 없이 칼로리만 제한하면 근육이 먼저 빠지고 뱃살은 안 빠져 얼굴만 핼쑥해지거나 주름이 생기는 경우가 많다. 그러나 근육량을 유지하면서 체지방을 분해하면 날씬해지면서 정신건강이 좋아지고 체질도 변하기 때문에 수족냉증, 생리통, 우울증 등의 증상이 사라지거나 완화된다.

개인마다 체질도 다르고 부족한 영양소도 모두 다르기에 디톡스는 식이요법과 영양요법, 운동요법, 생활습관 개선 방법이 조금씩 다를 수 있다. 보통 경험에 의하면 3개월 정도의 시간을 들여 습관을 개선하면 요요가 거의 없이 건강한 디톡스 다이어트를 할 수 있다.

디톡스 다이어트의
원리에 대한 이해

　몸속의 독을 빼야 살이 빠지지만 현대인은 수많은 독소에 노출되어 있다. 환경 오염으로 인한 각종 매연, 분진, 중금속 등이 거리에 넘쳐나고, 자연식품보다는 수많은 화학첨가물로 범벅된 가공식품이 밥상을 차지한 지 오래다. 거기에 인스턴트식품, 편이식품, 육류, 분식류, 인공감미료, GMO 등 가짜 음식이 넘쳐나고 있다. 뿐만 아니라 팍팍한 살림살이와 과도한 경쟁 중심의 사회생활로 정신적 독소, 즉 스트레스 역시 나날이 높아져만 가고 있다.

3-3-3 디톡스로 살빼기

　이러한 독소는 만성질환의 원인이 되어서 건강을 해칠 뿐만 아니라 신진대사를 저하시켜 과체중과 비만의 원인이 되기도 한다. 그래서인지 몇 년 전부터 건강과 다이어트 분야에서 해독이 화두가 되고 있다. 의식주에 온갖 독소가 넘쳐나는 상황을 감안하면 당연한 일이다. 이러한 열풍에 불을 지핀 것은 독을 빼고 살까지 빠지게 해주는 디톡스 다이어트다. 우리 몸의 신진대사가 빨라지면 독소가 배출되는 것은 물론 살이 잘 빠지는 체질로 변한다.

독소를 빼는 가장 쉬운 방법은 운동이다. 여러 가지 운동법이 있지만 굳이 돈과 시간을 많이 들일 필요가 없다. 집에서 하루 20분 정도만 꾸준히 운동해도 땀이 나면서 독소가 배출될 수 있기 때문이다. 그러나 운동과 음식 조절만으로는 지방이 모여 있는 뱃살을 뺄 수 없다. 지방을 녹여내고 독소를 빼내야 하는데 이를 위해서는 비타민과 미네랄 등의 영양소가 보충되어야 한다. 이렇게 하면 근육이 아닌 지방만 녹여내어 건강 체질로 바꿀 수 있다.

이러한 방법이 지금부터 설명하려는 '3-3-3 디톡스'다. 3일 단식, 3주간 매일 1식, 3개월간 매일 2식(147쪽 참고)을 의미한다. 물론 사람마다 다르게 적용될 수 있다.

3일 단식과 3주 1식의 원리

3일 단식은 말 그대로 3일간 밥이나 빵, 떡 등의 식사를 미께 않고, 식물성 단백질 음료와 물, 그리고 내 몸에 부족한 영양소를 영양제로 섭취한다. 또한 중간중간에 물을 필요한 만큼만 마셔준다. 이때 주의사항은 칼로리는 최소화하고, 근육은 빠지지 않게 하기 위해 식물성 단백질 음료를 섭취해 주면 좋다. 영양제는 유산균, 식이섬유, 비타민, 미네랄 등이다. 식물성 단백질을 구하기 힘들면 식사 대용으로 나오는 선식을 활용할 수 있다.

3주 1식은 3일 단식 후에 3주 동안 하루에 1식은 현미채식으로 하고, 나머지 두 끼는 단식 때처럼 식물성 단백질 음료와 영양제를 섭취한다. 이때의 1식은 점심을 권하지만, 여건상 아침저녁이 될 수도 있다.

1주차 : 음식물 섭취를 최소화하여 위와 장을 쉬게 한다

선인들은 질병 치유를 위해 단식을 하곤 했으며 동물들도 병이 나면 먹지 않고 그냥 쉰다.

- 최소 열량의 유동식으로 위와 장의 부담을 줄여준다.
- 장 점막의 재생에 도움이 되는 효모, 유산균, 식이섬유 등을 다량 섭취한다.

2주차 : 간을 쉬게 해 오염된 혈액을 정화하고 해독력을 높인다

간은 영양소 대사, 해독, 지방 분해 등의 기능을 하는데 음식을 적게 섭취해 위와 장을 쉬게하면 영양소 대사에 힘을 쏟지 않고 해독과 지방 분해 등에 주력하게 된다.

- 영양소 대사의 최소화로 간을 쉬게 해 해독력을 높인다.
- 간 해독, 간세포 활성화 등에 도움이 되는 비타민과 미네랄 등을 다량 섭취한다.

3주차 : 세포를 활성화시키고, 질병을 치유하며, 체지방을 분해한다

간 기능이 회복되면 해독 능력이 높아지고, 이로 인해 깨끗해진 혈액이 혈관과 장부를 활성화해 아픈 부위나 염증을 치유하고 체지방을 분해한다.

- 깨끗해진 혈액이 온몸을 돌면서 세포를 활성화하고, 체지방을 분해하고 염증을 치유한다.
- 혈액 및 혈관 청소에 도움을 주는 오메가-3나 비타민E 코엔자임 등을 다량 섭취한다.

디톡스 다이어트를 위한
습관 개선 프로그램

　디톡스의 핵심은 '저열량식(세포 내 노폐물 제거)과 충분한 영양
섭취(독소 중화)를 통한 장 해독'이다. 즉 장의 독소를 분해·배출
시킴으로써 장을 깨끗하게 만들고 다른 장부에 깨끗한 혈액을
공급하는 것이다. 따라서 디톡스를 할 때는 독이 있는 음식을
절대로 먹어서는 안 된다. 자연식품을 절제하며 먹는 게 중요하
고, 음식으로 보충이 안 되는 영양소는 건강보조식품으로 보충
하는 것이 좋다. 영양소가 부족하면 피를 맑게 할 수 없고, 힘
이 없어서 태우거나 밀어내지 못한다. 앞의 3일 단식과 3주 1식
프로그램을 통해 디톡스를 진행해 만족한 경우에는 다음과 같
은 가이드대로 디톡스 후속 조치를 하면 최대의 효과를 볼 수
있다.

1일 2식으로 소식하기

오전은 몸속의 노폐물이 배출되는 시간이기 때문에 아침은 생략하고 점심과 저녁으로 2식을 하면 18시간의 단식 효과를 얻을 수 있다. 참고로 간 해독은 최소한 12시간 정도 소요되므로 하루에 12시간 정도 공복 시간을 가지는 것이 건강에 좋다.

보통 인체는 오전 4시부터 12시까지가 독소와 노폐물 배설 시간이며, 12시부터 20시까지가 소화 시간, 20시부터 오전 4시가

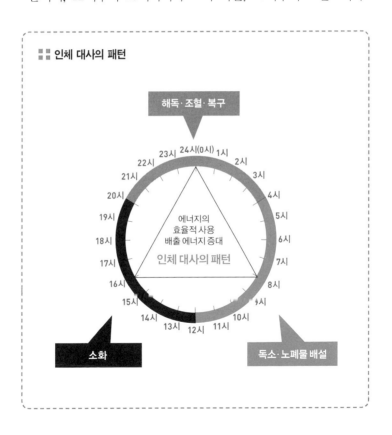

■■ 인체 대사의 패턴

해독·조혈·복구

에너지의
효율적 사용
배출 에너지 증대
인체 대사의 패턴

소화

독소·노폐물 배설

해독 및 조혈 시간이라고 보면 된다. 특히 동양의학에서는 23시부터 오전 3시까지를 '간과 쓸개가 조혈을 복구해주는 시간'이라고 해서 이때는 가급적 혈액이 간과 쓸개로 갈 수 있도록 누워 있거나 잠자기를 권장한다.

서양의 자연의학에서도 아침 단식은 배출 에너지를 높이는 치료법으로 권장한다. 점심과 저녁은 평소 먹는 양의 80%만 먹어도 하루 에너지로 충분하다. 단, 소화 에너지가 왕성한 청소년은 아침을 먹어도 무방하다. 소식이 어려운 사람들은 처음에는 간식과 야식을 끊어보고, 적응이 되면 밥 한두 숟가락 덜어내고 먹고, 그후는 아침식사 대신 사과식으로 대체한다. 밤에 식사를 하면 지방을 분해해서 혈당을 올려주는 글루카곤이 안 나오기 때문에 먹는 것이 모두 살로 갈 가능성이 크다. 글루카곤은 지방 분해를 활성화하는 작용을 한다. 특히 과일이라도 밤 8시 이후에 먹으면 야식이다. 라면이나 치킨은 이때 먹으면 독약과 다를 바 없다.

2식(점심·저녁)은 현미채식을 추천하며, 현미밥(현미멥쌀과 현미찹쌀을 반반 섞음)에 나물, 채소, 두부, 버섯류 등을 권한다. 전통적으로 먹는 한식이 좋다. 외식을 주로하는 직장인의 경우 현미밥은 도시락으로 싸가고 비빔밥이나 청국장, 백반 정식류를 주문해서 먹는 것이 좋다. 기름기가 적은 담백한 생선류도 좋다.

조식은 유산균과 단백질 음료로 바꾸기

아침 기상 직후 미지근한 물 한 잔과 유산균을 먹고, 단백질 음료 한 잔으로 아침시사를 대신한다. 이때 가볍게 채소나 과일을 곁들이면 좋다. 경험상 사과를 껍질째 반쪽을 먹거나, 토마토 또는 바나나를 하나 정도 먹는 것이 무방하다. 단백질 음료는 농불성보다는 100% 식물성으로 아미노산 스코어 100 이상인 것이 좋다.

기상 직후 물 한 잔은 밤새 손실된 수분을 보충하여 혈중 노폐물을 제거하고 혈액 순환을 개선하는 데 도움을 준다. 유산균은 장내 유산균을 증식하고 유해균을 억제하여 소화 및 흡수, 배변을 도와 면역력을 높여준다. 단백질은 밤새 분해된 근육에 에너지를 공급해주어 근육 손실을 막아주고 포만감을 주어 혈당을 안정시킨다. 아침만 위의 것(Gut)모닝 식으로 바꾸어도 체중 감량이 되며 몸이 가벼워지는 것을 느낄 수 있다. 아침에 밥, 빵, 면류는 절대 금지한다.

저탄수화물 · 고단백 · 고지방 식사로 바꾸기

폭식, 과식, 속식, 국물식은 위의 기능을 떨어뜨리고 위하수, 위무력증, 위 냉기 등으로 위에 부담을 준다. 또한 소화효소의 농도를 희석시켜서 소화를 방해한다. 위와 장내 음식물의 부패로 독소가 발생해 장기의 기능을 저하시키기도 한다. 물은 식사 2시간 전후 공복에 마시고, 기상 후 온수 1산은 무방하다. 단,

저녁식사 2시간 후에 꼭 1컵 이상은 마셔야 밤 사이 해독에 필요한 물이 보충된다. 그리고 소변을 보고 잠드는 것이 좋다.

식사는 백미를 넣지 않은 완전 현미식(현미찹쌀과 현미멥쌀을 같은 비율로 넣고 콩 섞기)으로 하고, 단백질 식단 중심으로 20분 이상 꼭꼭 씹어 먹는다. 탄수화물보다는 단백질(두부, 뼈째 먹는 생선, 닭가슴살, 육류는 등심, 해조류, 버섯류)과 불포화지방 중심(오메가-3)으로 먹는 게 좋다. 탕, 죽, 미음, 찌개, 국, 정제된 탄수화물은 가급적 피하는 것이 좋다. 이 음식들은 혈당을 쉽게 올리고 인슐린을 나오게 해서 비만을 부른다.

우유는 산성식품이기 때문에 낙농국가에는 골다공증 환자가 더 많다. 반면 채식을 하는 사람들은 골다공증이 별로 없다. 우유를 완전영양식으로 알고 있으나 실상은 그렇지 않다. 우유에는 칼슘이 생각보다 많지 않고 체내 흡수율이 떨어진다. 게다가 우유의 지방은 가공 과정에서 산화되어 과산화지질이 되며, 우유의 단백질은 카세인으로 산에 의해 응고되어 소화를 방해한다. 우유를 먹고 싶다면 방목으로 풀을 먹여서 키운 소나 가축의 우유를 먹고 GMO옥수수 사료를 먹여 키운 소와 가축의 우유는 가급적 피하는 것이 좋다.

백미, 밀가루(농약과 활성글루텐), 당도 높은 과일, 요구르트, 튀김, 청량음료도 먹지 말아야 한다. 청량음료의 경우 그 이름에 '자연', '천연', '무가당'이라는 표현이 있어도 피해야 한다. 또 인스턴트식품, 과자, 아이스크림도 피한다. 무엇보다 제일 위험한 것이 백미, 면류, 김치류이다. 주부들이 살찌는 이유는 밥과 김치와 밀가루 음식을 주로 먹는 편식을 하기 때문이다. 김치도 넓게 보면 탄수화물의 일종으로 많이 먹으면 다른 탄수화물처럼 살이 찌는 것이다.

부족한 영양소 보충하기

  부족한 영양소는 비타민, 미네랄, 유산균, 식이섬유 등이 풍부하게 함유되어 있는 천연 건강기능식품을 섭취해 보충하는 것이 좋다. 이때 각자의 식습관을 고려해서 부족한 영양소를 보충해주는 것이 좋다. 만약 이것이 어렵다면 종합비타민과 양질의 오메가-3 정도는 섭취해야 한다. 장이 안 좋으면 유산균과 식이섬유를 보충해주고, 탄수화물 중심의 식사를 한다면 단백질 파우더를 보충해주어야 한다. 그 외 체지방률이 높아 뱃살을 빼기 어려운 사람은 자기 몸에 맞는 체지방 분해 건강기능식품의 도움을 받는 것도 고려해볼 필요가 있다.

  이러한 건강기능식품은 반찬처럼 식사 중간에 먹어야 다른 음식물의 소화흡수와 분해를 도와준다. 우리가 먹은 음식은 위에 들어간 순서대로 소화되고 위 속에서 음식물이 서로 섞이지 않기때문에 먹는 순서가 중요하다.

운동으로 혈액순환 촉진하기

운동은 체온을 올리고 땀과 호흡을 통해 노폐물을 배출시킨다. 운동은 의무적으로 하는 것보다 즐기면서 할 수 있어야 한다. 억지로 강도 높은 운동을 하다 보면 힘들고 재미도 없어서 쉽게 포기하게 된다.

유산소운동은 40분 이상 빠르게 걷기가 제일 효과적이다. 따로 시간을 내기가 힘들면 출퇴근 시간을 활용해서 운동하는 것도 바람직하다. 한두 정거장 전에 내려서 걷거나 엘리베이터를 타지 않고 계단으로 오르는 것도 방법이다. 최소한 주 3~4회 정도는 반드시 해야 한다. 무산소운동은 근육을 키워 기초대사량을 유지하거나 늘려서 살찌는 것을 예방해준다. 주 2회 정도, 1회당 30분 정도하는 것이 적합하다.

온열요법으로 몸을 따뜻하게 해주기

과로, 과식, 스트레스가 잦으면 혈액이 상체로 몰려서 상체엔 열이 나고, 하체는 차가워져 혈액이 굳으면서 순환이 안 된다. 그래서 얼굴이 상기되거나 두통에 시달릴 수 있다.

몸이 따뜻하면 뱃살과 질병이 안 생긴다. 손발이 찬 사람들은 취침 전에 족욕이나 반신욕을 체온보다 4도 정도 높은 물에서 20분 정도 해주면 혈행이 좋아지고 손발의 냉기가 사라진다. 머리는 차갑게 발은 따뜻하게 하면 만병이 없어진다.

우리 몸에 좋은
최적의 물

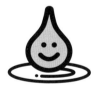

사람은 70%, 식물은 95%, 동물은 80%가 물이다. 이는 지구에 존재하는 생명체에게 물이 얼마나 중요한지를 잘 보여준다. 하지만 물을 너무 차게 해서 먹거나 지나치게 많이 섭취하면 문제가 된다. 또한 지금처럼 환경 오염이 심할 때는 반드시 정수된 물을 마셔야 건강을 지킬 수 있다. 평균 pH가 7.4 전후인 약알칼리수를 마시면 우리 몸에 매우 좋은 역할을 한다. 이렇게 잘 정수된 물을 마시기 위해서는 정수기의 선택이 중요하다. 어떤 필터를 써서 어떤 방식으로 정수하는지는 미네랄의 존재 여부에 매우 중요한 영향을 미치기 때문이다.

물만 잘 마셔도
건강해진다

물만 잘 마셔도 건강해질 수 있다는 말은 과언이 아니다. 생명의 근원을 물로 이해한 그리스 철학자 탈레스는 "물은 만물의 근원이며, 모든 것은 물로 시작해서 물로 돌아간다"고 했다. 체내에 수분이 부족하면 혈행이 원활하지 않기 때문에 신진대사가 더뎌진다. 물은 체내 음식물 분해와 노폐물 배출에도 중요한 작용을 하기 때문에 수분이 부족하면 각종 신체 기능에도 악영향을 미친다.

냉방 문화 때문에 건강 악화

몸에 냉기를 유발하는 대표적인 것이 시도 때도 없이 마시는 음료수다. 물이 부족해도 건강에 안 좋지만 얼음물이나 아이스

크림 등 차가운 음식을 너무 많이 먹으면 몸이 차가워져 배탈이 날 수 있다. 체온에 가까운 물일수록 체내 흡수율이 빠르니 여름철에도 가급적 상온의 물을 마시는 게 좋다.

현대인들이 건강을 잃게 되는 주요 원인은 냉방 문화 때문이다. 에어컨, 냉장고, 찬물, 냉장된 각종 음료 등이 여기에 일조한다. 인체 최대의 발열기관은 뇌이며, 뜨거운 혈액으로 채워져 있는 심장과 간 등이 모두 상반신에 위치한다. 반면 물과 노폐물을 배출하는 신장은 하반신에 있다. 따라서 상반신과 하반신에는 자연스럽게 체온에 차이가 난다. 문제는 이 불균형이 심화됐을 때 생긴다. 냉기가 심해지면 열감이 머리나 상체로 올라와 얼굴이 상기되고 두통이 생길 수 있으며, 하체는 차가워져 손발이 시리게 된다.

특히 만병의 원인인 내장지방으로 인한 비만은 장이 차갑기 때문에 생긴다. 장이 차면 소화가 안 되고 흡수력도 떨어지고 유익균도 부족해져서 혈액이 탁해진다. 체온이 1도 올라가면 면역력은 5.3배 증가하고, 체온이 1도 내려가면 면역력은 30% 감소된다. 장에 힘이 있어야 몸에 힘이 나고, 체온이 유지되어야 면역력이 활성화된다. 따라서 장이 차가우면 살이 찌고 탁한 혈액이 돌아 질병이 발생한다.

물이 부족해도 질병이 생기지만, 물이 넘쳐도 병이 생긴다. 몸이 냉한 것은 몸에 수분이 많다는 것을 의미한다. 몸에 생기는 진물, 콧물, 설사, 염증은 몸에 수분이 많다는 것을 의미하며, 그 결과 수독증을 유발한다. 진물이란 내 몸에 필요한 물의 양보다 더 많은 양이 들어와 있어 그 수분을 밖으로 빼내고자 하는 과정에서 생긴다. 따라서 물도 적당하게 마셔야 한다. 이는 소변의 횟수나 양을 보면 알 수 있다. 일반적인 경우보다 소변을 자주 보는 사람은 물이 낳거나 이뇨 작용을 하는 무엇인가를 먹기 때문이다. 소변을 너무 자주 보는 것도 건강에 안 좋다. 소변을 볼 때 오줌만 나오는 것이 아니라 비타민과 미네랄도 동시에 빠져나오기 때문이다.

상온의 물을 적당히 마시는 것이 제일 좋아

체온보다 낮은 온도의 물은 체내에서 쓰이려면 데워야 하고, 이를 위해서는 에너지를 소모하기 때문에 가급적 상온수를 마시는 것이 좋다. 그러나 모든 물은 장으로 들어가면 체온을 떨어뜨리기 때문에 적당히 마시는 것이 좋다. 찬물을 많이 마시면 위와 장, 신장과 방광이 차가워진다. 그렇게 되면 자궁이나 전립선도 동시에 냉해져서 염증이 발생하기 쉽다. 당연히 해당 장부의 혈액순환에 장애가 생겨 자궁에 혹이나 질염이 생기며, 남성의 경우에는 전립선비대증이나 전립선염 등이 생긴다.

특히 방광은 단순한 배뇨기관이 아니라 따뜻한 오줌으로 몸을 덥혀주는 보일러의 역할도 한다. 따라서 방광이 냉하면 위와 장도 함께 냉해져서 소화가 잘되지 않는다. 더불어 몸 안의 소화효소나 대사효소는 따뜻해야 제 역할을 하기 때문에 방광을 차게 하면 좋지 않다. 예를 들어 고기와 냉면을 먹고, 맥주를 마시면 소화 능력이 눈에 띄게 떨어진다. 위가 제일 싫어하는 것이 과도한 수분이며, 반면 따뜻하고 건조한 것을 좋아한다는 사실을 기억해야 한다.

사람이 먹는 모든 음식에는 수분이 함유되어 있기 때문에 마시는 물의 양이 생각보다 많이 필요하지 않을 수도 있다. 식물에 물을 많이 주면 뿌리가 썩듯이 사람도 마찬가지다. 장에 열이 많거나 혹은 적을 수 있는 것처럼 체질에 따라 물의 필요량이 달라지고, 작업 환경, 활동량에 따라서도 달라지기 때문에 물의 섭취량을 천편일률적으로 정하기는 쉽지 않다.

물을 마시는 시간도 중요

삼투압의 원리를 이해하면 물을 잘 마실 수 있는 요령이 보인다. 우리 몸은 삼투압의 원리로 혈액과 물이 순환하기 때문이다.

삼투압이란 농도가 낮은 곳에서 높은 곳으로 이동해 농도를 균등하게 만드는 작업이다. 식사 도중에는 혈액의 농도가 높아지고 상대적으로 세포의 농도는 낮아진다. 이때 세포 내의 더러운 노폐물이 혈관으로 스며나와 배설된다. 반면 식후 2시간이

지나면 혈액의 농도와 세포의 농도가 동일해진다. 이때 물을 마시면 혈액의 농도가 낮아지고 세포의 농도는 높아져 혈액으로 들어간 깨끗한 물이 세포로 들어가 세포를 적셔준다.

만약 식사하면서 물을 많이 마시면 물이 혈액의 농도를 상대적으로 희석시켜 세포의 농도와 차이가 없게 된다. 따라서 이때 마시는 물은 세포와 교환이 이루어지지 않고 그대로 배설된다.

이렇게 물은 언제 마시느냐에 따라 몸 안에서 순환되기도 하고, 바로 방광만 차게 한 후 배설되기도 한다.

물을 올바르게 마시면 처음 1주일 동안은 탁한 소변이 나온다. 이는 세포 속의 노폐물이 섞여 나오기 때문이라고 보면 된다. 즉 식사 전후 2시간 동안은 물을 가급적 적게 마시고, 갈증이 있는 공복 시에만 물을 홀짝홀짝 마셔주면 된다. 또 물은 마신 뒤 20여 분이 지나야 체내에 흡수되므로 갈증을 느꼈을 때 마시면 즉시 갈증을 해소해주지 못한다. 따라서 야외활동이나 운동 중에는 목이 마르지 않더라도 조금씩 자주 마시는 것이 바람직하다.

물 부족 시 10명 중 1~2명은 변비가 올 수 있지만, 물을 조금 더 보충해주면 해결되는 경우가 대부분이다. 물은 공복에 갈증이 느껴질 때 수시로 마시면 되지만, 잠자기 2시간 전에는 생강차 등의 따뜻한 물을 1잔 마시고 소변을 보고 자는 습관이 매우 중요하다. 밤 사이에는 해독, 조혈, 복구 등의 신체 현상이 일어나는데 이때 물이 필요하기 때문이다. 만약 자는 동안 물이 충분하지 않으면 혈행이 안 좋을 수 있고 해독도 원활하지 않을 수 있다. 특히 체온이 가장 낮은 시간대인 새벽 3~4시에는 혈액의 점도가 높아지기 때문에 혈액순환에도 문제가 생길 수 있다.

우리 몸에 좋은
최적의 물 선택하기

　물에도 종류가 많기 때문에 우리 몸에 좋은 건강한 물을 골라 마시는 일이 매우 중요하다.

　혈액의 pH는 대략 7.35~7.45 정도다. 평균 7.4 전후인 약알칼리수를 마시면 우리 몸에 좋은 역할을 한다. 실제 자연에 흐르는 물의 산도도 이와 비슷하다. 이것은 우리 몸이 주변의 산천에 흐르는 물을 마시도록 설계되어 있다는 반증이기도 하다.

　토양을 뚫고 바위와 돌멩이 사이로 빠져나온 지표수에는 광물이 녹아 있어 미네랄이 풍부하고 깨끗하다. 과거의 '옹달샘'이 바로 그런 물이라고 보면 된다. 그런데 최근에는 주변에 흐르는 물이 문명의 발전과 산업화에 따라 크게 오염되면서 더는 마시지 못할 물이 되었다.

유해화학물질이 치명적

인가가 밀집한 장소와 공장 지대에서는 생활 하수, 각종 공업 폐수, 약을 먹고 배설한 대소변이 많이 흐르고 이것들에 의해 오염이 발생한다. 또한 농약, 원자력 개발에 따른 방사능 오염도 매우 치명적이다. 최근에는 집에서나 볼 수 있는 플라스틱 병, 담배꽁초, 음식 포장지 등이 북극에서도 쉽게 발견되고, 북극곰이 비닐 포장지를 먹을 정도로 전 세계적으로 오염이 심각하다. 따라서 물도 당연히 오염이 될 수밖에 없다.

물론 강한 산성의 화산 지역 천연수와 온천이 중성의 하천수를 산성화시키기도 하지만, 대부분의 수질 오염은 유해화학물질에 의한 것이 많다. 그래서 우리는 산천에 흐르는 물을 먹지 못하고 수돗물, 생수, 정수물을 마실 수밖에 없는 것이다.

그렇다면 수돗물은 안전할까? 수돗물은 보통 정수처리시설에서 정수하고 살균하면서 염소를 집어넣어 세균의 서식을 막는다. 하지만 염소는 다른 유기화합물과 반응해 트리할로메탄이라는 발암물질을 생성하기 때문에 꽤 위험한 물질이다. 염소 가스는 독일이 2차 대전 때 유대인을 죽일 때 썼던 것이다. 이런 위험한 독성물질을 이용하는 이유는 한국의 경우 취수원이 내부분 강물이기 때문이다. 많이 오염되어 있기 때문에 소독을 하지 않으면 안 된다. 독일이나 프랑스 등 선진국에서는 강물을 퍼서 정수하지 않고 지하수를 상수원으로 쓰기 때문에 염소를 사용하지 않는다.

물을 끓여 먹어도 상황은 마찬가지다. 최소한 20분 이상 뚜껑을 열고 끓여야 바이러스나 박테리아, 염소 가스를 제거할 수 있지만 실제 100도 이상으로 20분 이상 가열해서 먹는 경우는 매우 드물다. 또 물을 끓인다고 유해화학물질이나 중금속 등이 없어지지 않으며, 오히려 용존산소 등이 날아가 죽은 물을 먹게된다.

정수되지 않은 물은 안전하지 않다

사서 마시는 생수는 비싸기도 하지만, 취수원의 오염으로 안전성을 의심받고 있다. 취수원은 거의 같고 생수 공급 업체만 다른 경우도 많다. 더불어 모든 생수는 햇빛에 노출하지 않고 냉장 보관하도록 되어 있지만, 현실은 노상에 방치되어 있다가 유통되는 경우가 다반사다.

따라서 이제는 수돗물도 끓인 물도 생수도 안전하지 않다. 결국에는 정수기를 사용하는 방법밖에 없다. 그러나 정수기도 정수 방식에 따라 물의 질이 하늘과 땅만큼 차이가 난다.

지금까지 알려진 정수 방식은 역삼투압, 중공사막, 압축활성탄, 자외선 살균 방식 등이 있으나 어느 한 가지로는 부족하다. 왜냐하면 역삼투압 방식과 중공사막 방식, 압축활성탄 방식은 중금속이나 유해화학물질을 부분적으로 걸러낼 수 있지만 물속의 세균이나 바이러스를 잡아내지 못한다. 자외선 살균 방식 역시 자외선을 조사해 세균이나 바이러스를 비활성화할 수 있지만 중금속이나 유해화학물질을 걸러내지 못한다.

정수 방식별
장점과 단점

국내에서 유통되는 정수기들은 정수 방식이 모두 다르다. 정수 방식별로 어떤 장점과 단점이 있는지를 안다면 우리에게 필요한 정수기를 선택할 때 큰 도움이 될 것이다.

역삼투압 방식

국내에 가장 많이 보급되어 있는 역삼투압 정수기는 세밀한 필터로 물을 걸러낸다. 하지만 역삼투압 원리로 정수된 물은 중금속은 물론 미네랄마저 걸러낸 깨끗한 증류수에 불과하다. 즉 미네랄이 없는 죽은 물이다. 이 물의 산도는 pH 5.5~6.0 수준이다. 역삼투압 정수기 물과 수돗물을 담은 어항에 물고기를 각각 넣고 24시간 뒤에 관찰하면 역삼투압 정수기 물에 있던 물고기는 죽고, 오히려 수돗물에 있던 물고기는 살아 있다. 이처럼 역삼투압 정수기 물은 물고기를 죽이고 화초도 죽인다.

　미네랄이 없는 물을 마시면 혈액이 산성화되면서 우리 몸은 혈관이나 뼈에서 칼슘 등을 뽑아내 산도를 맞춘다. 그래서 뼈밀도가 약해져 골다공증이 생기고 혈액이 탁해진다. 이러한 산성수는 암을 유발하고 각종 미네랄 부족을 야기하며 심장병, 당뇨, 신장결석 등을 유발한다는 연구가 많이 발표되고 있다.

중공사막 방식

　중공사막 방식은 사람의 혈액을 걸러주는 인공신장 투석기의 필터를 사용한 정수 방식이다. 이 방식은 대나무와 같이 중간 부분이 비어 있는 필터에 머리카락 굵기의 1만분의 1에 해당하는 $0.01{\sim}0.04\mu m$(마이크로미터, $1\mu m$는 1000분의 1mm) 이하의 구멍을 뚫어 세균을 걸러내고 미네랄은 통과시킨다. 수압에 의해 물이 마이크로 필터 및 활성탄 필터 등을 강제로 지나도록 한다. 문제는 미생물이나 유기오염물질은 제거하지만 보다 미세한 물질은 세서하지 못한다는 점이다. 정수기의 부피가 작고 정수 시스템이 간단해 가격도 저렴한 편이지만 필터 교체 시기가 짧은 단점이 있다.

압축활성탄 방식

압축활성탄을 활용한 정수는 숯을 압축해놓은 필터에 물을 통과시켜 유해화학물질은 걸러내고 몸에 유익한 미네랄은 통과시켜 몸에 좋은 물을 제공한다. 숯은 유해화학물질을 걸러낼 때 탁월하지만 숯 사이로 틈새가 발생해 수로가 발생하면 걸러질 수 없기 때문에 숯을 분쇄압축한 압축활성탄을 사용하는 것이 바람직하다.

압축활성탄 방식+자외선 살균 방식

위의 세 가지 방식 중 최고의 방식은 유해화학물질과 중금속은 완벽히 걸러내고 미네랄은 그대로 통과시키는 압축활성탄 방식이다. 단, 압축활성탄 방식도 바이러스나 세균을 완전히 걸러내지 못한다는 단점이 있다. 이는 중공사막 방식이나 역삼투압 방식도 마찬가지이다. 세균이나 바이러스의 오염이 없는 지하수를 원천수로 할 경우에는 자외선 살균 방식이 필요없지만, 우리나라처럼 각종 유해화학물질이나 농공업 용수로 오염된 강물을 취수원으로 하는 나라에서 공급하는 수돗물은 자외선 살균 방식이 필요하다.

알칼리 이온수기

알칼리 이온수기는 어떨까?

최근 '산싱수'에 대한 이미지가 나빠지면서 그 틈을 타서 '알칼리수'가 마치 좋은 물인 것처럼 오해되기도 한다. 원래 알칼리수는 자연에서 만들어진 유익한 미네랄이 충분히 녹아 있는 물이다. 하지만 알칼리 이온수기는 물을 전기분해해서 수소 이온과 산소 이온으로 분리, 한쪽 물에 수소 이온을 집어넣어 알칼리수로 만든다. 이는 화학적 비율만 맞춘 임기응변에 불과하다. 알칼리 이온수는 20~30분 정도가 지나면 산도가 다시 원래로 되돌아간다. 굳이 표현하자면 '합성 알칼리수'라고 할 수 있다.

알칼리 이온수기는 사실 정수기로 허가받은 것이 아니라, 위염이나 위산 과다 등 특정 질병이 있는 사람들을 위해 치료용으로 나온 의료기기이다. 따라서 알칼리 이온수기는 특정 질병이 있는 사람들에게 의사의 처방을 받아 유통되어야 하는데, 그냥 방치되고 있는 실정이다. 이런 물을 마시면 미네랄이 잘 흡수되지 않아서 결국 미네랄 부족을 야기한다. 유관 정부기관에서도 심장이나 신장 등 기능이 저하된 사람들이 알칼리 이온수기를 쓰는 것을 경고할 정도다.

따라서 지금처럼 물이 오염되어 있는 환경에서 가장 완벽한 정수 방식은 압축활성탄 방식과 자외선 살균 방식이 결합된 것이다.

좋은 정수기의
조건

정수기를 선택할 때는 정수 방식 외에 여러 가지 조건까지 꼼꼼히 따져봐야 한다. 좋은 정수기의 조건을 정리해보면 다음과 같다.

좋은 정수기의 조건 7가지

첫째, 염소와 미세플라스틱, 신종 오염물질이 제거되는지를 살펴봐야 한다. 염소는 세포막을 95% 이상 손상시킨다. 따라서 수돗물로 채소, 과일, 쌀, 부추, 파 등을 씻으면 며칠 뒤 세포가 손상되어 금방 흐물거린다. 반면 좋은 정수기 물로 씻어놓으면 일주일 이상 지나도 싱싱하다.

5mm 이하의 미세플라스틱 조각은 플라스틱 제품이 자연에

서 분해되는 과정에서 발생하며, 혈액으로 흡수되면 뇌질환 및 여러 질병을 야기할 수 있다. 최근 세계자연기금 연구에 의하면 성인이 일주일에 신용카드 한 장 무게(약 5g)의 미세플라스틱을 먹는다고 할 정도로 오염이 심하다. 이런 미세플라스틱과 신종 오염물질(과불화화합물, 신종 의약품 등)까지도 걸러주는 것이 좋다.

둘째, 살균이 제대로 되는가도 살펴야 한다. 특히 자외선 살균기의 경우 300만 원 이상의 정수기에만 부착되어 있다. 하지만 실제로 물을 실시간 자외선 살균을 하는지 체크해봐야 한다. 특히 우리나라 물은 강물을 퍼서 정수하기에 오염 정도가 심해 살균 장치가 꼭 필요하다.

셋째, 유익한 미네랄이 있는지도 매우 중요한 문제다. 미네랄이 살아 있는 물은 약알칼리수(지표수, pH7.4)이다.

넷째, 정수 시에 버리는 물이 얼마나 되는지도 살펴볼 필요가 있다. 역삼투압 방식은 4ℓ 정수 시 약 3ℓ를 폐수로 버린다. 역삼투압 정수기는 물과 전기비로 최소한 한 달에 2만 원+α가 소비될 수 있다

다섯째, 물을 정수한 후 그것을 담는 저장탱크가 없는 직수 방식인가도 확인해야 한다. 대부분의 저장탱크는 플라스틱이며, 저장탱크 바닥에 물때가 누렇게 끼여 있어 눈으로 보면 물을 마시지 못할 정도다. 여기에서 바이러스가 확산되면 매우 위험할

수 있다.

여섯째, 물 사용량에 따라 필터 오염 정도가 보여지고 필터 교환이 용이한지도 따져야 한다. 3인용, 5인용 등 가구마다 구성원의 수가 다르고 물의 사용량, 상수관의 오염 정도도 다르다. 따라서 필터의 수명 역시 달라질 수밖에 없다. 2~3개월에 한 번씩 관리해주는 것으로는 안전한 필터 관리가 불가능하다.

일곱째, 물에 대해 가장 엄격한 NSF(국제위생재단)의 인증을 받았는지도 봐야 한다. NSF는 공공보건 교육을 실시하고 이에 대한 제3자 시험 및 인증을 제공하는 기관으로 1996년 세계보건기구의 협력센터가 되어 실내 환경, 공기, 물, 식품 안전 분야에서 다양한 공동연구에 참여하고 있다. NSF의 가정용 정수기 테스트는 재질, 구조, 정수 성능에 대한 시험을 통해 이뤄지며, 세 가지 시험을 모두 통과해야 인증을 해주는 등 무척 까다롭고 엄격하다. 이러한 NSF로부터 몇 가지 인증을 받았는가가 품질의 수준을 객관적으로 증명해준다.

별도의 관리가 필요 없는 시스템

앞에서 언급한 정수기 선택 기준에 부합하는 정수기는 세계 40여 개국에 보급되어 있다. 가정용 보급 정수기 부문 세계 판매 1위다. 특히 NSF로부터 NSF42(맛, 냄새 등 심미적 요인 제거), NSF53(각종 유기화합물 제거), NSF558(박테리아, 미생물 등 비활성화), NSF401(의약품 등 신종 오염물질 15종 감소 및 제거), NSF477(녹조나 남조류에서 배출되는 마이크로시스틴 등 독소 처리), NSF473(과불화화합물 PFOS, PFOS 처리) 등 6개 부문에서 인증을 받았다. 이 정수기의 보다 구체적인 특징을 살펴보면 다음과 같다.

첫째, 압축활성탄과 자외선 살균 방식의 상호 장단점을 보완한 정수 시스템을 구비하고 있다.

둘째, 자외선 살균 필터가 내부에 장착되어 있어서 물에 잔류한 세균, 박테리아, 바이러스 등 미생물의 99.99%를 비활성화시킨다. 그렇다 보니 물로 인한 장염에 걸리지 않으며, 영아들이 먹을 분유를 탈 때도 따로 물을 끓이지 않고 먹일 정도로 안전하다.

셋째, 유익한 미네랄은 남겨두고 유해한 물질만을 제거해 영양가가 살아 있는 맛있는 물을 마실 수 있다. 커피를 블렌딩하는 바리스타들은 물맛에 예민하다. 그들마저 이러한 정수기로 정수된 물로 탄 커피 맛이 좋다고 할 정도다. 미네랄도 많이 들어 있으니 당연히 혈액의 산도(pH 7.35~7.45)와도 매우 밀접하다.

넷째, LED 전자 모니터링 시스템이 부착되어 필터 교체 시기, 자가진단 알림 기능, 정수한 물의 양, 전기 사용량 등이 자동 체크된다. 상수관이 오염되어 있고 물 사용량이 많으면 필터 오염이 빨리 되므로 교체도 앞당겨야 한다. 이러한 필터 오염 정도도 모니터에 나타나기 때문에 어느 시점에 필터를 갈아야 하는지 쉽게 알 수 있고, 필터 교체도 전구 갈듯이 쉽다. 굳이 정수기를 관리해주는 코디가 필요 없다는 이야기다.

다섯째, 정수기 2차 오염의 근원인 저장탱크가 없는 직수 방식이며 버리는 물이 없고 위생적이다.

세계 최초로 녹조 독소 제거 인증

여섯째, 저렴한 전기료, 최소 설치 공간, 쉬운 필터 교체, 정수기 탈부착 용이 등 경제성이 탁월하다. 이러한 정수기는 물이 흐를 때만 전원이 켜지고 불필요한 부가 기능이 없어서 전기비가 거의 안 든다. 최근의 정수기들은 온수, 냉수, 얼음 등 정수기 본질과는 관계없는 부가 기능을 넣어 전기비와 물을 낭비한다.

일곱째, 수도 직결식이어서 채소, 과일, 쌀을 씻을 때와 찌개 등에도 정수물을 활용할 수 있기 때문에 매우 실용적이다. 일반 정수기는 마시는 물에 국한되지만, 이러한 정수기는 수도꼭지 옆으로 빼서 채소와 과일 등도 씻을 수 있어 보다 활용도가 높다.

여덟째, 앞에서도 언급했던 세계적인 국제위생재단인 NSF로부터 다양한 인증을 받았으며 더불어 과불화화합물 PFOA, PFOS 제거 인증은 물론 의약품 등 신종 오염물질 15종을 차단할 수 있는 '신규 관리 기준 401', 녹조류의 독소를 제거할 수 있는 '신규 관리 기준 477'을 세계 최초로 인증받았다.

아홉째, 미국 특허만 20개를 보유하고 있고, 국제특허가 125개일 정도로 기술이 집약된 정수기이다.

　위의 장점을 모두 갖춘 정수기가 있다면 안심하고 사용할 수 있을 것이다.

호흡과
스트레스 관리

호흡도 건강에 매우 중요한 역할을 한다. 코로 숨을 쉬지 않고 입으로 숨을 쉬면 공기의 에너지 효율이 떨어지고 불완전연소되는 양이 많아져서 노폐물이 생성되고 지방이 몸에서 배출되지 못한다. 또 온도와 습도 조절이 안 된 산소가 유입되어 입 점막, 폐 점막을 건조하게 만들어 세균을 번식시킨다. 호흡은 스트레스와도 관련이 있다. 호흡을 잘하면 금세 마음이 가라앉기 때문이다. 더불어 스트레스 자체를 줄여야 한다. 암에 걸리는 가장 흔한 유형이 매사를 부정적으로 보면서 스트레스를 많이 받는 사람이기 때문이다.

몸의 정화와 함께
마음의 정화도 중요

잘 먹어야 무병장수한다는 건 동서고금의 진리이다. 우리가 일상에서 가장 많이 먹는 것은 무엇일까? 음식을 많이 먹긴 하지만 그보다 많이 먹는 것이 물이고, 물보다 많이 먹는 것이 공기이다. 하지만 공기보다 많이 먹는 것이 있으니 바로 마음이다.

긍정적인 사람의 특징

장수의 기본 조건을 'ABC'로 표현할 수 있다. A는 좋은 마음(Affirmation), B는 좋은 공기(Breath), C는 좋은 물(Clean water)을 의미한다.

'좋은 마음'이란 인정하고 수긍하는 마음이다. '기막힌 인생'이라는 말이 있다. 이는 기가 막혀서 순환되지 않는 인생, 외부의 좋은 기운과 차단된 인생이라는 의미이기도 하다. 따라서 긍정적인 생각과 정신은 외부의 좋은 기운을 잘 받아들이는 것에서 출발한다. 좋은 공기와 태양 빛에는 몸에 좋은 에너지와 사랑의 주파수로 가득 차 있다. 이것을 감사한 마음으로 받아들여야 건강해진다.

힘들거나 마음이 꼬이면 기운이 불통된다. 긍정적인 사람은 모든 것을 사랑과 감사로 표현하고 받아들인다. 부정적인 사람은 불평, 불만, 분노를 수시로 표현하며 산다. 그 사람을 도와주고 싶은 사람도 질려서 도망가버릴 정도다. 주위 사람들의 도움을 받지 못하면 인생이 힘들어진다.

물에 좋은 음악을 들려주거나 좋은 말을 해주면 물의 분자 구조가 예쁜 모양으로 바뀌고, 험악한 말이나 이상한 음악을 들려주면 물의 분자 구조가 깨진다는 실험 결과가 있다. 몸의 70% 이상이 물인 사람에게도 당연히 그런 현상이 나타난다. 스스로에게나 주위 사람들에게 좋은 말, 긍정적인 말, 감사한 말을 하고 살아야 건강도 지킬 수 있다.

감사하는 마음으로 살기

길가에 핀 꽃이나 자연현상을 보고 감동하고 경이롭게 생각하면 긍정적 에너지로 충만해져 기가 통하는 인생이 되고, 아무런 감흥이나 느낌이 없으면 부정적인 에너지로 휩싸여 기가 박히는 인생을 살게 된다. 한마디로 기가 통하는 인생을 살려면 감사하는 마음을 가지고 살아야 한다. 그런데 삶의 무게에 눌려 살다 보면 감사한 마음보다 각박한 마음으로 살게 된다.

오프라 윈프리는 자신이 세계적으로 존경받는 여성이 된 이유가 바로 감사하는 습관 때문이라고 말했다. 그녀는 감사일기를 하루에 5편씩 썼다고 한다. 일기로 길게 쓰지 않고 단문 형태로 '나는 오늘 누가 어떻게 해주어 감사했다' 하고 썼다고 한다. 그 결과 엄청난 부와 명예를 누리며 살게 되었다고 한다. 기가 통하는 인생을 살 것인지, 아니면 기가 막힌 인생을 살고 싶은지는 오직 자신의 선택에 달려 있다.

스트레스는
마음과 육체의 독

의사들조차 "만병의 근원은 스트레스"라고 말한다. 그래서 병의 원인을 모르면 '스트레스성'이나 '신경성' 또는 '만성병'이라는 이름이 병명에 붙는다. 이런 병은 병원에서 나을 수가 없다. 병의 원인을 모르기 때문에 치료할 수 없기 때문이다. 그런데 우리 주변에는 이런 병들이 너무나 많다. 고혈압, 당뇨, 암, 통풍, 류머티즘성 관절염이 대표적이다.

암에 잘 걸리는 유형

보통 '스트레스' 하면 부정적으로 생각된다. 힘든 일, 어려운 일, 골치 아픈 일을 만났을 때 "스트레스 받는다", "열 받는다"라고 표현하기 때문이다. 그러나 학문적으로 스트레스는 '우리 주변에서 일어나는 모든 생활사건'으로 정의된다. 즉 스트레스는 긍정적인 상황에서도 부정적 상황에서도 생기며, 항상심이 깨지면서 발생한다. 우리 몸은 항상성이 깨졌을 때 그 상황에 적응하기 위해 수많은 생리 작용을 만들어낸다. 우선 많은 에너지가 소모되어 몸이 힘들어진다.

이러한 관점에서 보면 세상에 살면서 스트레스를 받지 않고 살 수는 없는 것 같다. 살아 있는 한 스트레스는 계속 받을 것이고, 이를 피할 수도 없다. 피할 수 없으면 즐기라는 말이 있다. 오늘부터라도 스트레스를 삶의 한 방식으로 받아들이는 것도 나쁘지 않은 방법이다.

세계적인 면역학자 아보 도오루가 암에 잘 걸리는 사람의 유형을 조사한 적이 있다. 첫째가 안 웃고 매사에 부정적인 사람이었으며, 둘째가 스트레스를 잘 받는 사람이었으며, 셋째가 식사가 엉망인 사람이었다. 즉 부정적인 사람이 질병에 더 잘 걸린다는 것이다. 결과적으로 세상을 긍정적으로 보며 사는 사람보다는 부정적으로 보는 사람이 매사에 더 민감하고 암에 잘 걸리는 체질이라고 할 수 있다.

미국의 심리학자 어니 젤린스키는 인간이 무엇 때문에 스트레스를 받는지 연구했다. 그 결과 40%는 현실에서 일어나지 않는 일에 대한 걱정이었으며, 30%는 이미 일어난 일에 대한 걱정이었다. 22%는 사소한 고민이었다. 이런 고민은 시간이 흐르면 기억도 못 하는 종류들뿐이다. 4%는 우리 힘으로는 어쩔 도리가 없는 일에 대한 것이며, 나머지 4%만이 우리가 바꿔놓을 수 있는 일에 대한 것이다. 즉 많은 사람들이 현재보다 이미 벌어진 과거 혹은 일어나지 않은 미래에 대한 걱정 때문에 스트레스를 받고 있는 것이다. 현실에 충실하지 못하고, 과거의 후회거리나 미래에 대한 불안감으로 걱정하면서 살고 있다는 이야기다.

스트레스는 췌장을 혹사시킨다

스트레스를 받으면 우리 몸에서는 어떤 반응이 일어날까?

우선 머리와 근육으로 혈액이 몰린다. 당연히 다른 장기, 즉 위와 장에는 혈액이 덜 공급되어 소화가 안 되고 체할 수 있다. 또 부신에서 항스트레스 호르몬인 코티솔이 분비되어 간과 근육에 저장된 지방을 분해해서 혈당을 끌어올리기 때문에 혈액을 끈적거리게 한다. 반면 항스트레스 호르몬 분비에 힘이 실리다 보니 기분을 좋게 하는 세로토닌과 도파민 분비가 떨어져 우울해지고 무기력해진다. 그러면 다시 기분을 좋게 만들기 위해서 췌장을 자극하는 커피나 탄산음료 등을 마시고, 결과적으로 췌장이 혹사당한다.

반면 스트레스 상황이 해제되면 그동안 분비된 호르몬과 유해산소, 노폐물을 처리하기 위해서 간과 신장 등이 해독 기능을 해야 하며, 이때 많은 비타민과 미네랄이 소모된다. 그래서 스트레스를 받고 나면 빨리 피로감을 느끼고 기력이 저하되는 것이다. 이러한 스트레스 상황이 반복되면 영양소 결핍 상태에 빠지고 여러 가지 질병과 관련된 증상이 나타나게 된다.

제일 바람직한 것은 스트레스를 받지 않는 것이다. 스트레스는 외부에서 오는 것이 아니라 스스로 만드는 것이고 스스로 받는 것이다. 예를 들어 운전할 때 어떤 사람은 끼어드는 차에 관대하게 양보하는가 하면, 어떤 이는 욕부터 뱉어낸다. 이는 상황에 대한 해석에서 기인한다. 양보를 해주는 사람은 '저 사람은 급한 일이 있을 거야'라고 생각하고, 그렇지 않은 사람은 '도대체 왜 저러는 거야?'라고 생각한다. 해석의 문제다. 그 순간에 내 마음이 어떤 상태냐에 따라 반응이 달라지고, 스트레스를 받을 수도 있고 안 받을 수도 있는 것이다. 이런 사실을 알고 자신의 마음을 늘 챙겨서 항상심을 유지한다면 스트레스를 덜 받고 여유롭게 살아갈 수 있다.

호흡과
깨끗한 공기의 중요성

　우리 몸 속에는 혈액과 림프와 기가 순환하고 있다. 물론 현대의학에서는 기를 인정하지 않지만, 한의학에서는 경락이라고 표현하며 기운이 지나가는 자리, 마치 전기선처럼 전기가 통하는 자리, 침과 뜸을 놓는 자리를 말한다. 물이 고이면 썩고, 순환하면 맑아지는 것이 자연의 섭리이듯 우리 몸도 똑같다.

폐는 외부의 천기(天氣)를 받아들인다

　기혈의 순환이 잘되면 건강하고, 기혈의 순환이 막히면 병이 생긴다. 우리 몸의 혈액은 보통 4~5ℓ 정도이고, 림프는 혈액보다 2~3배 많아 12~15ℓ 정도이다. 림프는 혈관과 피부 사이에 위치한 투명한 관으로, 지방과 노폐물이 흐른다. 혈관은 상수관이고, 림프관은 하수 처리관으로 생각하면 된다. 상처가 났을 때 모세혈관이 손상되면 혈액이 나오고, 림프관이 손상되면 노르스름한 체액이 나오는데 이것이 림프다. 혈액이 맑으면 림프도 맑고, 혈액이 탁하면 림프도 탁하다. 림프가 제일 많이 모이는 곳이 바로 소장이다. 그래서 장이 안 좋으면 림프가 탁하다.

혈액만큼 중요한 것이 신소이다. 사람은 음식과 물만으로는 살 수 없으며, 호흡을 통해 몸속 에너지를 생산한다. 호흡을 잘하는 사람은 약 93%의 에너지 효율을 보인다고 한다. 이 호흡을 통해 몸속 노폐물의 70%를 기체화해서 몸 밖으로 빼낼 수 있다. 미국 생명공학정보센터의 연구에 의하면, 호흡 습관이 나쁜 사람은 에너지 효율이 84%에 불과하다. 나머지 16%가 불완전연소되어 노폐물이나 지방으로 저장된다. 그만큼 노폐물도 많이 나오면서 배출 능력이 떨어질 수밖에 없다. 좋은 호흡은 공기의 깨끗한 정도와 호흡법에 따라 많이 달라진다. 맑은 공기가 공급되어야 혈액이 깨끗해지고 림프와 기의 순환이 좋아진다.

대도시의 공기는 양이온이 많고 시골 공기는 나무와 숲에서 나오는 음이온이 많아 공기가 맑다. 현대인의 경우 성인은 하루 20시간 이상을 실내에서 생활하고 있다. 실내 공기는 바깥공기보다 10배 이상 오염되어 있고, 수면 시에는 창문을 열어 환기시키기도 쉽지 않아 오염도가 심각하다. 환기를 하더라도 0.3㎛ (마이크론) 미만의 오염 입자를 제거하기가 불가능하다. 이런 초

미세먼지들이 호흡기로 들어가 알레르기, 폐질환, 혈액의 오염을 야기한다. 따라서 맑은 공기로 숨쉴 수 있는 환경을 마련해야 한다.

공기가 맑아야만 호흡을 잘할 수 있고 건강도 지킬 수 있다. 동양의학에서 폐는 외부의 천기(天氣)를 받아들이는 장부이고, 입은 음식의 지기(地氣)를 받아들이는 장부로 구분한다. 그래서 코로 숨을 쉬어야 천기를 제대로 받아들일 수 있다. 코로 호흡해야 공기 온도를 30도 이상 덥힐 수 있고, 습도도 40% 정도로 맞추고, 세균이나 이물질을 걸러내는 것은 물론 완전연소에도 도움이 될 수 있다. 하지만 입으로 호흡하면 온도와 습도 조절이 안 된 산소가 유입되어 입 점막, 폐 점막이 건조해지고 세균이 번식되어 열이 발생하고 부어올라 기관지 혈관이 확장되면서 코막힘이나 비염이 발생하게 된다.

불안증, 불면증, 우울증, 학습 능력 저하

입호흡을 하게 되면 침이 마르고 입 안이 건조해져서 목 점막이나 입 안 점막에 세균이 번식해 염증이 발생하고 부어오르게 된다. 목 안이 부어오르면 목 안의 모세혈관이 확장되어 구내염과 목감기로 고생하게 된다. 연쇄적으로 코막힘이나 비염이 발생하면 뇌하수체로 가는 뇌동맥에 산소가 부족해지고 뇌하수체 호르몬 분비에 장애가 발생해 성장호르몬, 기분을 좋게 하는 세로토닌, 잠을 자게 하는 멜라토닌 등의 호르몬 분비가 저하된다. 이러한 상황이 지속되면 성장 장애, 불안증, 불면증, 우울증, 학습 능력 저하 등이 생긴다.

특히 아동의 경우 비염이나 호흡기질환이 있으면 산소가 부족해져서 인체의 신진대사가 떨어진다. 그러면 학습 능력 저하는 물론 만성피로를 느끼면서 키도 잘 크지 않는 경우가 많다. 상당 부분은 호흡법이 문제이지만, 과자나 인스턴트식품 등에 의한 영양 불균형과 이에 따른 면역력 저하가 주원인이기 때문에 이를 개선해주면 아토피, 비염, 천식 등이 좋아진다. 이처럼 호흡을 코로 하는지(복식호흡), 입으로 하는(흉식호흡)지는 우리의 건강에 큰 영향을 미친다. 입을 벌리고 자거나 코를 골며 자는 사람, 입술이 자꾸 메마르고 트는 사람, 구내염이 자주 걸리는 사람, 자고 일어나도 머리가 띵한 사람은 자면서 입으로 호흡할 가능성이 크다.

잘 때 입으로 호흡한다면 입벌림 방지 마스크 등으로 교정해주면 좋다. 어릴 때의 호흡 습관이 평생을 가기 때문에 아동기에 잡아주는 것이 무엇보다 중요하다. 아이들은 엄마 젖을 먹으면서 코호흡을 배운다. 따라서 너무 일찍 이유식을 하거나 분유를 타서 주면 코호흡보다는 입호흡을 배울 가능성이 크다. 분유를 먹으면서 사레가 걸리는 경우가 바로 입호흡 때문이다.

좋은 공기청정기를 선택하는 방법

기혈 순환에 있어서 맑은 공기가 특히 중요하다고 했다. 하지만 현재의 공기는 오염되어 있기 때문에 결국 공기를 정화해서 호흡을 해야만 한다. 이를 위해서는 좋은 공기청정기의 조건을 명확하게 알고 있어야 한다. 공기청정기는 많지만 좋은 공기청정기가 아니면 오히려 우리 호흡에 악영향을 끼칠 수도 있다.

H14 등급 필터가 최고 수준

첫째, 아주 미세한 감기바이러스까지도 잡아주는지를 확인해야 한다. 보통 헤파 필터는 E10~H14 등급이다. 헤파 필터란 크기가 0.3㎛ 정도의 입자가 1회 통과 시 제거효율이 95%인 것이 E11 등급, 제거효율이 99.5%인 것이 E12 등급, 제거효율이

99.95%인 것이 H13 등급, 제거효율이 99.995%인 것이 H14 등급이다. 물론 H14 등급이라도 0.3㎛ 이하의 먼지는 100% 관통된다. 현재 가정용 공기청정기는 H14 등급 필터가 최고 수준이고, 이 등급의 필터를 장착한 공기청정기는 세계적으로 손꼽는 수준이다. 참고로 1㎛는 1000분의 1mm이다.

반대로 이야기하면 E11 등급과 E12 등급은 제거효율이 10배 차이가 나며, E11 등급과 H13 등급은 100배 차이, E11 등급과 H14 등급은 1000배나 차이가 난다. E10 등급과 H14 등급은 1만 배 차이가 난다. 일반 렌트용 공기청정기는 잘해야 E11 등급 수준이고 그 이하도 많다. 헤파 필터라고 명시하면서 '먼지 제거효율이 95.8%'라고 적힌 공기청정기 등급은 E11 등급이라고 보면 된다.

일반적으로 질병을 야기하는 감기바이러스 등은 크기가 0.02㎛이기 때문에 먼지 지름 기준 0.3㎛ 이상의 먼지를 제거해

:: 헤파 필터의 등급

명칭	등급	제거율	먼지 크기
세미헤파(Semi HEPA)	E10	85%	>1.0㎛
	E11	95%	>0.5㎛
	E12	99.5%	>0.5㎛
헤파(HEPA)	H13	99.95%	>0.3㎛
	H14	99.995%	>0.3㎛

주는 헤파 필터 수준으로는 사실상 바이러스를 제거하지 못한다. 따라서 0.02㎛보다 더 작은 미세물질까지 걸러주는 집진 필터를 장착한 공기청정기를 선택해야만 한다. 참고로 현재 시판되는 공기청정기 중 최고의 집진능력을 가지고 있는 공기청정기는 0.0024㎛ 이상의 먼지를 99.99% 이상 제거해주는 초강력 집진 필터를 장착하고 있다.

필터 유지보수비도 따져봐야

둘째, 악취는 물론 담배연기나 라돈, 포름알데히드, 오존 등 새집증후군을 유발하는 물질도 제거되는지를 살펴야 한다. 이를 위해서는 고성능 카본 필티가 장착되어야 한다.

요즘은 아파트에서 생활하는 사람이 많고, 주로 밀폐된 공간에서 생활하기 때문에 각종 건축자재나 실크벽지, 각종 인테리어 자재에서 나오는 유해화학물질을 얼마나 잘 걸러주는가가 중요하다. 몇 %나 제거해주는지 확인해볼 필요가 있다. 영국 알레르기재단에 등록된 공기청정기라면 오염물질을 몇 가지나 걸러주는지 수치가 명확하게 나와 있다. 참고로 가정용 공기청정기 부문 세계 시장점유율 1위 공기청정기는 영국 알레르기재단 인증 19가지 전 항목에 대해 인증받았고, 총 102가지 오염물질을 감소시키는 것으로 인증받았다. 이렇게 전 항목에 대해서 인증받은 공기청정기는 이 제품뿐이다. 유해화학물질을 걸러준다고 하면서 객관적으로 인증받은 수치를 제시하지 못하면 가짜라고 봐도 무방하다.

셋째, 공기를 강제로 순환시켜 정화해주는지, 전기료나 필터 유지보수비가 적절한지도 따져보아야 한다. 공기를 강제로 순환시키는 기계식이어야 공기청정 면적이 넓다. 그러나 기계식은 소음이 있고 전기료가 많이 들 수 있으니 신중하게 선택해야 한다.

소음이 얼마나 큰지 확인할 것

넷째, 모터의 소음이 적어 수면 시에 충분히 조용한지, 먼지 감지 센서가 있어서 자동 작동 기능이 있는지도 살펴야 한다. 공기청정기는 밤에 잘 때도 트는 경우가 많기 때문에 소음이 크면 숙면을 방해하게 된다. 따라서 '무시할 만한 소음의 수준'이 되어야 한다. 먼지가 많을 때는 스스로 감지해 모터의 속도를 조정해주는 기능이 있으면 편리하다.

사실 필터 등급이 올라갈수록 가격도 비싸지고 공기의 저항 때문에 소음도 커진다. 필터 등급이 높으면서 소음을 떨어뜨리는 것도 큰 기술이다.

사용하기 편리한지 체크할 것

다섯째, 제조 업체 자체의 인증인지, 아니면 제3의 인증기관의 마크를 획득했는지를 세내로 봐야 한다. 예를 들어 영국 알레르기재단이나 유럽 알레르기재단의 인증을 받았는지 살펴보자. 영국 알레르기재단은 산업혁명 때 스모그와 대기 오염으로 국민들이 알레르기에 시달리면서 연구를 시작해 오늘날 알레르기에 대해 가장 권위 있는 재단이 되었으며, 공기청정기 성능도 체크리스트를 만들어 비교해놓고 있다. 총 19개 항목에 102개 오염물질 제거 성능을 측정해 홈페이지에 나열해놓고 있으니 한 번 들어가서 체크해볼 필요가 있다(www.allergyuk.org). 이렇게 공신력 있는 재단에서 전문가들이 평가해놓은 것을 활용하면 더 신뢰할 만한 제품을 선택할 수 있을 것이다.

여섯째, 필터 사용량에 따라 필터 오염 정도가 보여지고 필터 교환을 소비자도 쉽게 할 수 있는가도 함께 따져봐야 한다. 필터 교환이 어렵거나, 유지관리비가 비싸면 아무리 기능이 좋아도 사용하기 힘들다. 최근 유독물질인 옥틸이소티아졸론(OIT)이 함유된 3M 항균 필터를 사용하는 업체들이 있지만 항균을 위해서 화학물질을 칠할 수 있기 때문에 오히려 호흡기질환을 유발할 가능성이 있다.

건강 100세 시대와
약물 부작용

우리나라는 세계적인 의료 선진국이다. 최첨단 의료장비들이 즐비하고, 국민들의 병원 이용률도 전 세계 1위에 달하고, 약물 복용량도 1위다. 그런데 문제는 한국인들의 발병률이 줄어들지 않는다는 점이다. 이 말은 곧 '병원'과 '약물'로는 병을 고칠 수 없다는 의미이다. 아니, 병을 고칠 수 없는 것이 아니라 실제로는 더욱 많은 병을 유발하고 있다. 이러한 모순을 이해하지 못하면 우리는 진짜 건강을 위한 노력을 할 수가 없다. 병원과 약물이 우리 몸에 어떻게 병을 일으키는지 살펴보자.

의료 과실과 약물 부작용, 무엇이 문제인가

    100세 시대가 도래하면서 '기대수명'보다 '건강수명(기대수명에서 질병이나 부상으로 인해 활동하지 못한 기간을 뺀 수명)'의 질이 화두로 떠오르고 있다. 우리나라 사람들의 기대수명은 83.5세(남 80.5세, 여 86.5세, 2020년 통계청 생명표)이지만 건강수명은 66.3세에 불과하다. 이는 평균 17.2년을 질병을 앓으면서 죽을 때까지 고통스럽게 산다는 것이다. 한국의 GDP는 세계 8위 수준인데 건강수명은 하위권이다. 이상한 것은 우리나라 사람들은 병원 이용률 1위, 병원 입원율 1위, 병원 응급실 이용률 1위, 약품 복용량 1위를 기록하고 있는데 왜 건강수명 순위는 이처럼 낮은 것일까?

이제는 질병의 예방과 관리가 더욱 중요

첨단 의료기술로 무장한 병원을 이용하면 더 건강해져야 한다. 하지만 우리나라 사람들은 병원을 자주 이용하는데도 불구하고 건강수명은 짧은 편이다. 왜 그럴까?

통계에 의하면 우리나라 사람들은 평균 17년 정도를 만성질환으로 고생하다가 사망한다. 만성질환으로 인한 사망률은 81%로 점점 더 상승하는 추세다. 이는 건강한 상태로 사는 건강수명은 오히려 단축되고 있다는 것을 의미한다. 오래 살지만 누워서 병상에서 지낸다면 삶의 질이 떨어질 수밖에 없다.

과거엔 세균성 질환이 많아 항생제나 약물로 질병을 치료할 수 있었다면, 현재는 만성질환이 많다. 만성질환은 약으로 고칠 수 있는 병이 아니기 때문에 치료 효과가 떨어진다. 당뇨, 고혈압, 고지혈증, 암, 우울증, 불면증, 골다공증, 관절염 등의 만성질환은 약을 몇 번 복용하면 낫는 병이 아니니 평생 약을 복용하라고 의사들은 말한다. 평생 약을 먹으라는 것은 '평생 못 고친다'는 말과 같다. 이런 질병들은 대부분 음식을 비롯한 환경과 생활습관이 잘못되어 생긴 질병이기 때문이다.

그래서 질병을 고치려면 올바른 식생활과 좋은 환경, 건강한 생활습관을 유지해야 한다. 그러면 혈액이 맑아져 대부분의 만성질환이 개선된다. 그래서 21세기는 질병의 치료보다는 질병의 예방과 관리가 더욱 중요해졌다고 볼 수 있다.

미국에서 하루에 의료 과실로 죽는 사람이 무려 700명이 넘는다. 미국의 존스홉킨스대 연구팀이 조사한 결과에 의하면 미국에서 3542만 명이 입원해서 의료 과실로 25만 명이 사망한다. 이는 전체 사망자의 9.5%에 해당하고 1위 심장질환과 2위 암에 이은 미국인 사망 원인 3위에 해당되는 놀라운 숫자다. 이들 사망자 25만 명의 사망 원인을 좀 더 세부적으로 살펴보면 의약품의 부정적 효과가 10만 6000명, 병원 내 감염이 8만 명, 약 처방 외 의료진의 실수 2만 명, 불필요한 수술 1만 2000명, 약 처방 실수 7000명 순이었다. 참고로 한국은 2010년 기준 연간 4만 명이 의료사고 및 약물 부작용으로 사망했다. 이는 그해 교통사고 사망자의 5.7배, 산업재해 사망자 2089명의 18.7배나 많은 수치이다.

부작용 없는 약은 없다

여기서 '의약품의 부정적 효과'라는 것은 의료진의 실수가 아니고, 올바르게 처방된 약임에도 불구하고 환자가 이를 복용한 뒤 약물 부작용으로 사망한 경우를 의미한다. 약은 이처럼 위험한 것이다.

의약품의 부정적 효과로 인한 의료 과실은 실력 없는 의사에 의해 유발되는 것이 아니라, 의료 시스템 전반의 구조적 문제에 의해 생긴다. 이러한 약닙 문제가 해실뇌지 않고는 의료사고로 죽는 사망자 수는 계속 늘어갈 것이다. 《환자 혁명》의 저자 조한경 박사는 "이는 현대의학이 인간의 몸을 전체적으로 보지 않고, 지나치게 세분화해서 부위별로 보는 분위기와 첨단 기술과 약물에만 의존하기 때문"이라고 지적한다.

병원에서는 질병의 원인이 되는 환경과 잘못된 식습관을 바꾸는 데 노력을 기울이는 것이 아니라 고가의 의료장비나 의약품, 수술에 의존해 돈이 되는 치료만 하려고 한다. 제약회사들 역시 식습관, 생활습관, 운동습관, 영양습관 등에 대해 말하지 않는다. 그렇게 하면 돈을 벌 수가 없기 때문이다. 따라서 제약회사들은 돈이 되는 단기 치료에만 연구와 투자를 집중하는 실정이다. 병원은 이러한 제약회사의 주도하에 운영되기에 그저 끌려다닐 수밖에 없다.

앞서 언급한 것처럼 미국인 사망 원인 1위 심장병, 2위 암, 3위 의료 과실, 4위 호흡기질환도 모두 만성질환에 기인하며, 약물로 치료하기는 힘들다. 그럼에도 불구하고 약을 복용해야 한다고 믿는다면 최소한 다음 사항은 유념해야 한다.

약물 부작용 1위는 항생제

첫째, 부작용이 없는 약은 없다. 의사의 처방전 없이 약국에서 바로 살 수 있는 일반 약조차도 위험하다. 그래서 나만의 '약물 카드'를 만들 필요가 있다. 여기에 현재 복용하는 약, 1회 복용량, 복용 횟수, 복용 시작일, 처방 의사를 적어두면 관리가 편리하다. 또한 언제 어떤 약을 처방받고 복용했는지, 증상은 어떠했는지를 메모해놓을 필요가 있다.

둘째, 약 복용을 가능한 한 피하고, 부득이한 경우는 시판된 지 적어도 5년 이상 된 약인지 확인한 뒤에 복용해야 한다. 신약은 아직 검증되지 않았으니 병원에서 권한다고 해서 무작정 먹을 필요는 없다.

약 정보를 모른다면 의약정보센터(www.kimsonline.co.kr)에 접속한 뒤 '식별 정보〉의약품 식별' 코너로 들어가서 약의 모양과 색상을 입력하면 약 이름이 나온다. 네이버 등 검색 포털에서도 약명을 치고 검색하면 효능과 부작용이 상세하게 나온다. 그 부작용들을 기억하고 있다가 약물 복용 중에 그 증세가 나타나면 당장 의사와 협의해서 조정하는 게 좋다. 부작용인지 모르고 계속 장복했다가는 부작용으로 생명을 잃을 수도 있다.

특히 서울대 약물관리센터의 정보에 따르면, 약물 부작용 상위 3개 중 1위가 항생제, 2위가 조영제, 3위가 항암제이다. 이들 약을 복용하는 사람이라면 특히 조심해야 한다. 아무리 의사가 정상적으로 처방을 했더라도 100% 신뢰할 수만은 없다. 약물 부작용은 우리 스스로 조심해야 할 일이기 때문이다.

첨단 의료장비의
수준과 부작용

　의사는 환자가 몸이 아프다고 해도 첨단 의료장비로 찾아내지 못하면 질병으로 인정하지 않고 증상을 누르는 약만 처방하고 만다. 의사는 항상 첨단 검진장비에 의존하지만 이러한 장비 자체가 건강을 악화시키는 경우도 있다. 태아의 건강 상태를 파악하기 위해 초음파검사를 받은 경우 태아가 사산될 위험성이 무려 6배나 높다고 한다. 고주파가 DNA와 세포막을 손상시키기 때문이다. 따라서 초음파 검사를 받는 것에 주의를 기울일 필요가 있다.

CT 촬영, 방사선 피해 가능

　X-선은 피폭되면 우리 유전자에 기억되고, 미량이라도 노출

되면 유전자에 돌연변이를 유발한다. 특히 X-선을 자주 촬영하면 유방암 등의 발병률이 높아진다는 것은 방사선 관련자들에게는 상식이다. X-선은 생식기와 유방의 유선에 특히 민감하기 때문에 원래는 납판으로 보호해야 하지만, 이를 지키는 병원은 거의 전무한 실정이다.

보통 CT 촬영은 X-선보다 20배 정밀한 영상을 제공하지만, 방사선의 양은 X-선 촬영에 비해 수백 배나 많다. 전신 촬영을 할 때의 방사선 피폭 양은 히로시마 원폭 투하 시 약하게 노출되어 생존한 피폭자들의 양과 비슷한 정도라고 한다. 하지만 인체의 위험성에 비해 질병의 원인을 알아낼 정보를 얻기에는 빈약한 수준이다. 또한 CT 촬영 시 복용하는 조영제는 백내장, 갑상선 기능 저하, 암, 뇌졸중의 주원인이 된다.

핵자기공명영상(이하 MRI) 역시 마찬가지다. '핵'이라는 말에 대한 거부감 때문에 흔히 '자기공명영상'이라 일컬어진다. MRI는 인체에 강한 자기장을 쏘면 체내 물 분자 속 수소 원자핵이 고주파를 방출하는 원리를 활용한다. 이 고주파가 방출된 위치를 추적하면 인체 장기의 모양을 그대로 영상화할 수 있다. MRI 영상은 CT 영상과는 달리 디스크, 관절의 인대 파열, 근육, 힘줄, 뇌 등을 정밀하게 확인할 수 있고, 인체 내 필요한 각도를 자유자재로 선택해 촬영할 수 있는 것은 물론, 지금까지 개발된 진단장비 중 해상도기 기깅 뛰어나다. 그러나 넓은 범위를 검사하기 힘들고, 세밀한 검사 범위가 5cm 내외이기 때문에 국부적으로 자세히 보는 데 도움이 된다. MRI는 강력한 자석으로 되어 있어 금속물질이 가까이 가면 위험할 수 있으며, 움직임에 민감해 전체 촬영 시간이 20분에서 1시간 이상 걸리기 때문에 불편함이 있다. X-선 촬영이나 CT와는 달리 X 선을 사용하지는 않지만 강한 자기장을 이용하는 것은 틀림없다. 물론 의사들은 별 문제가 없다고는 하지만 임신부나 임신 계획이 있는 사람은 피하는 게 좋다.

MRI 조영제는 몸 안에 투여하면 혈관을 선명하게 촬영할 수 있지만 발진·호흡곤란·구역·구토 등의 부작용이 발생할 가능성이 있다. 한국의약품안전관리원에 따르면 조영제 부작용으로는 두드러기가 31%로 가장 많았고, 가려움증(22.5%), 구토(8%) 등이다. 특히 '가돌리늄 조영제'의 경우 소변으로 나오지 않고 뇌와 관절, 피부에 쌓여서 치명적인 섬유화증을 발생시킬 수 있다. 더불어 조영제는 신장결석, 혈염증, 심장마비를 일으킬 수 있는 물질을 함유하고 있어 약물 부작용을 일으키는 물질 1위에 꼽힐 정도다.

따라서 첨단 장비로 몸을 체크하고 진단하면 자신의 병을 다 알아낼 수 있다고 과잉 기대는 하지 말자. 그 부작용인 방사선 피폭량이나 자기장 노출이 생각보다는 심할 수 있으니 의사와 상의해서 꼭 필요할 경우에만 받는 것이 좋다.

암 진단에 오진이 많은 이유

고성능이라고 하는 CT, MRI 영상진단 장비들도 종양의 크기가 최소 5mm 이상은 되어야 식별이 가능하다. 이러한 첨단 장비들이 혹이나 협착 등 구조적인 문제는 발견해낼 수 있지만, 호르몬 장애나 혈액순환 장애, 세포의 기능 저하 등의 기능적인 문제를 알아내기는 힘들고 두통 등의 통증도 진단하기가 쉽지 않다. 이러한 장비로 혹을 발견할 수도 있지만 그것이 양성 종양인지 악성 종양인지 구별하지 못해서 조직검사를 따로 해야만 한다. 더 나아가 조직검사를 따로 해도 악성인지 양성인지 불분명한 경우가 많아 의사들이 협진을 해야만 한다. 또 협진을 한다고 해도 혹이 그 자리에서 자랄지 바깥으로 퍼질지는 환자의 면역 상태와 밀접한 관련이 있다. 따라서 의사들은 혹의 모양만 보고 악성, 양성 여부를 판단하기 힘들어한다. 암 진단에서 오진이 많은 것은 바로 이런 이유 때문이다. 실제 암 진단 환자의 44% 이상이 양성 종양으로 판명되곤 한다. 특히 유방암의 경우 77%가 오진이었다는 논문이 있을 정도다.

조기검진은 오히려 악성 종양을 찾아내지 못하고 양성을 악성으로 판단해 불필요한 절제술만 급증시켰다. 또 암이 아닌 양성 종양을 암이라 단정하고 치료하면서 그 부작용으로 진짜 암이 발생해 사망하는 경우도 있다. 미국의 암 전문의 하딘 교수는

"현대의학은 양성 종양만 치료할 수 있고, 악성 종양은 전혀 치료하지 못한다"고 단정했다. 또한 그는 "암에 걸렸다고 수술, 항암, 방사선 치료를 하면 면역 체계가 완전 파괴되어 100% 재발한다"고 주장할 정도다.

조기 건강검진의
현주소와 위험 요인

우리는 건강에 대한 걱정과 그에 따른 불안감을 없애기 위해 건강검진을 받는다. 휴가를 앞두고 온 가족이 종합검진을 받는 경우도 있기 때문에 대학병원의 건강검진센터는 언제나 장사진을 이룬다. 한국은 전 세계에서 가장 많이 건강검진을 받도록 제도화하고 적극적으로 장려하는 나라이기도 하다. 또 한국은 의료수가가 낮은 편이고, 건강검진은 비급여 항목이기 때문에 병원 운영 수익의 상당한 비중을 차지하는 것이 현실이다.

탁한 혈액이 문제

더불어 한국은 CT를 비롯한 고가 의료장비 보유 대수가 인구 대비 어느 서진국보다 높기에 고가인 의료상비 구입비를 충당키 위해서는 불필요한 검사를 과잉으로 할 수밖에 없는 구조라는 것이 전문가들의 지적이다. 병원에서도 조기 건강검진을 끊임없이 권유한다. 조기 검진을 하게 되면 일찌감치 암을 발견해 생존율을 올릴 수 있기 때문이다. 그렇다 보니 별 증상이 없는데 검진을 받다 암을 발견하는 사람이 많다. 병기로 따지면 1기 혹은 그 이전의 암도 나중에 발전할지 모르니 곧바로 수술해서 떼버리고 항암 치료를 병행한다. 이런 식으로 아주 초기에 발견된 종양 환자들도 수술로 떼어버리니 생존율은 높아질 수밖에 없는 구조다.

그러나 혹을 떼어버린다고 능사는 아니다. 왜냐하면 혹은 세포의 변형이며, 세포는 혈액을 먹고 산다. 혈액이 탁하고 독소가 많아 부실해지면 세포도 변형되고 문제가 생긴다. 이렇게 눈에 보일 정도로 혹이 자라는 데는 5년 이상 10년 정도가 소요된다. 하지만 수술로 혈액을 교체할 수는 없다. 따라서 혈액이 바뀌지 않으면 수술과 항암, 방사선으로 암을 제거하더라도 일정 기간이 지나면 잠복해 있던 암 세포가 자라나고 탁한 혈액에 의해 변형될 수밖에 없다. 그 결과 암이 재발되고 다시 악순환이 반복된다.

건강검진에 대한 과도한 신뢰

일본의 건강클리닉 원장인 마스모토 미쓰마사는 《건강검진의 거짓말》이라는 책을 통해 다음과 같이 건강검진을 비판했다.

첫째, 건강검진을 받게 되면 불필요한 약을 먹을 수 있다. 의료비 지출이 많을수록 건강은 더 나빠지는데, 그 이유는 불필요한 검사와 치료, 약물 처방 때문이다.

둘째, 받지 않아도 될 수술을 받을 수 있다. 미국 소아과 의사인 로버트 멘델존 역시 "의사의 위험한 진료로부터 환자는 스스로 자신의 몸을 지켜야 한다"고 말했다.

셋째, 건강검진을 받음으로써 하지 않아도 될 걱정을 하게 되어 심신이 스트레스를 받는다.

의학의 발달로 수명이 연장되었다는 것은 사실이 아니며, 진정한 수명 연장은 공중위생과 영양이 개선된 결과로 나타난다. 수술을 하거나 약물을 복용해서는 무작정 수명이 연장되지 않는다. 잘 먹고 잘 자고 배변도 잘하고 운동도 꾸준히 하면 건강해지는 것이 건강의 불문율이다. 반면 병원에 자주 간다거나 약을 많이 먹는다고 해서 결코 건강해지는 것은 아니다. 많은 현대인들은 병원에 가서 정기적으로 검진하고 약을 처방받아 먹으면 장수할 것이라 꿈꾼다. 이는 매스컴에 의해 잘못 길러진 신념과 믿음이다.

덴마크 의료진들은 1947년부터 2010년까지 무려 18만 3000명을 대상으로 광범위한 의학적 조사를 벌였다. 그 결론의 핵심 중 하나는 "건강검진은 질병을 예방하거나 사망률을 감소시키지 못한다"였다

약물 치료보다는
질병의 예방이 중요

　앞서 이야기한 것처럼 약물과 현재의 병원 시스템은 우리가 생각하는 것만큼 안전하지 않다. 특히 약물요법은 의사들이 가장 선호하는 치료법이다. 부작용 없는 영양요법이 있음에도 불구하고 약물에만 의존하면서 비타민 등 영양제에 대해서는 "과다 복용할 경우 간에 안 좋다"라고 말한다. 실상은 약물만큼 간에 안 좋은 것도 찾아보기 힘들다.

　고지혈증약이나 고혈압약, 당뇨약, 우울증약 등의 치료제를 일정 기간 복용하면 간 검사를 분기별로 하도록 권고한다. 이는 약물이 그만큼 간에 위험하기 때문이다.

점점 많이 복용하게 되는 약물

특히 천연 원료를 기본으로 하는 영양제나 식물 농축물은 특허를 받을 수 없고 원가가 비싸기 때문에 병원과 제약회사가 만들거나 권하지 않는다. 타산이 맞지 않기 때문이다. 특허를 받을 수 있어야 독점 생산이 가능하고 이윤이 보장된다. 제약회사에서 만들고 병원에서 처방되는 약물의 대부분은 화학물질에 기반하는데, 이러한 약물은 효과가 지속적이지 못하고 부작용에 주의해야 한다. 혈압이나 혈당이 높아 약을 처방하면 처음에는 효과가 나타난다. 그러나 얼마 지나지 않아 그 약물에 대한 저항이 생겨 약효가 듣지 않는다. 그래서 약물의 용량을 늘리거나 다른 약을 추가한다. 환자의 건강 상태는 더 안 좋아지고, 약물의 수는 계속 늘어간다. 나중에는 '한 보따리'의 약을 먹는다고 해도 과언이 아닌 상태가 되는 것이다. 이는 만성질환자들은 다 아는 사실이고, 약을 처방하는 의사들도 잘 알고 있다. 당장은 수치가 조절되어 괜찮은 것처럼 보이지만, 앞으로 더 나빠질 것이라는 사실은 의사들조차 부인하지 못하는 것이 현실이다.

이러한 약물요법의 부작용에 대해 반성하고 고민하는 의사들이 많아지면서 대체의학, 자연의학, 기능의학 등이 부각되고 있으니 참으로 다행스런 일이다. 이 분야에 관심을 가지고 공부하는 의사들은 환자들을 진료하면서 음식, 수면, 스트레스 관리, 운동, 생활습관 교정에 신경을 많이 쓴다. 일상의 잘못된 생활습관을 바로 잡는 것이 약물을 처방하는 것보다 더 중요하다는 사실을 깨달았기 때문이다.

이처럼 대체의학, 자연의학, 기능의학은 단순히 질병의 증상을 억제하는 것에만 주안점을 두지 않고 질병의 근본 원인과 메커니즘을 찾아 인체 스스로 치유할 수 있도록 조건과 환경을 만들어주는 데 관심을 기울이고 있다.

그러나 현실적으로 이러한 소수 의사들의 노력으로는 현재 의료 시스템을 바꿀 수 없다. 특히 한국의 병원 시스템은 환자에게 수술이나 약물을 처방하지 않고는 의료보험을 청구하기 힘든 구조라 건강에 가장 큰 영향을 미치는 식습관이나 영양요법, 생활습관, 운동 습관을 상담하거나 교정해주는 시도는 상상할 수 없다.

이제는 AI 개인 맞춤 헬스케어 시대가 도래

그러면 우리는 어떻게 현재의 건강검진 제도를 현명하게 활용할 수 있을까?

여러분들은 건강검진을 받으면 어떤 생각이 드는가? 복잡한 의학용어와 수치가 적혀 있어 이해하기 힘들지 않은가? 건강검진 분석표를 받으면 내 건강 상태와 위치를 잘 알 수 있는가? 그러한 건강검진 분석 서비스에 만족하는가? 특별히 아픈 데는 없으니까, 건강검진에서 괜찮다고 하니까, 걱정이 안 드는가? 그나마 진단 항목별 수치가 기준치를 벗어나면 추가 진단을 권유하거나 약을 먹도록 권고받지만, 그렇지 않은 경우에는 방치되고 있는 게 실정이다. 사실은 건강검진 제도가 예방 목적으로 사용되어야 하나, 현재는 오히려 환자를 찾아내고 약물을 복용시켜 질병을 고착화하고, 병원 매출을 높여주는 마케팅 창구로 쓰이고 있다. 병원 환자가 갈수록 늘어나고 건강보험 재정적자 폭이 점점 커지는 것이 이에 대한 반증이다.

지금은 100세 시대, 120세 시대이므로 오래 살되 건강하게 사는 게 중요하다. 그렇다면 여러분은 얼마나 건강한지, 언제까지 건강할지 주의를 기울여야 한다. 왜냐하면 얼마나 언제까지 건강하냐에 따라, 여러분의 삶의 질이 달라지기 때문이다.

전 생애 동안 건강한 삶을 살기 위해서는 미리미리 건강한 생활습관을 만들어가야 한다.

그러기 위해서는 먼저 자신의 건강 상태와 건강 위험요인을 정확히 아는 것이 중요하다. 현재의 건강검진 제도로는 한계가 있다. 건강보험 재정적자 폭이 해가 갈수록 늘어가기 때문이다. 따라서 정부에서는 건강검진 자료를 활용해서 국민들 스스로 건강한 삶을 살 수 있도록 적극 장려하는 정책을 펴고 있는데, 그중의 하나가 AI 건강검진 시스템의 개발 및 보급이다.

현재 식품의약품안전처에서 의뢰한 '빅데이터 기반 건강기능식품 섭취 구축'이라는 국책연구를 수행하고 있는 ㈜로그미는 개인 맞춤형 AI 헬스케어 플랫폼 회사인데 암웨이와 공동으로 '마이 웰니스랩'을 구축하여 곧 오픈 예정이다. '마이 웰니스랩'의 중심에는 권오란 박사가 있다. 현재 ㈜로그미의 대표이자 이화여대 교수로 재직 중이고, 식약처에서 오래 근무하고 위의 유전자 동의보감 프로젝트에서 중책을 맡아 연구하였고, 한국영양학회 회장을 역임한 영양학 분야 최고의 석학이다.

'마이 웰니스랩'은 1000억 원 규모의 국책 연구 사업인 유전자 동의보감 프로젝트를 포함한 다양한 연구로 축적한 17억 빅데이터와 세계적인 응용과학 연구소인 TNO의 연구 모델을 기반으로 개발한 AI(인공지능) 알고리즘을 분석하여 개인의 건강 솔루션을 제공해준다.

주요 건강검진 정보와 생활습관 정보를 통해 분석한 만성질환 관련 지수와 노화 관련 지수를 기준으로 개개인의 건강상태와 위치, 노화 속도를 정확히 알려준다.

그리고 집중적으로 관리해야 할 건강 위험요소를 파악하여 그 인과관계를 분석해주며, 생활습관을 건강하게 바꿀 수 있도록 도와주고, 한걸음 더 나아가 섭취해야 할 건강기능식품까지 추천해준다. 궁극적으로는 식사일지와 마이크로바이옴 정보까지 연결하여 일대일 맞춤 건강 솔루션을 제공할 계획이라 하니 건강이나 의료 지식이 없는 일반인들이 건강관리를 하는 데 필수 도구로 자리 잡게 될 것으로 생각된다. 이제는 AI 개인 맞춤

헬스케어 플랫폼을 통해 건강관리를 받고 무병장수하는 시대가 도래한 것이다.

질병 예방과 건강관리의 핵심은 자연 음식과 영양소

위의 정부가 지원하는 AI 헬스케어 플랫폼에서도 그 실행 부분은 개인 건강에 맞는 생활습관 교정과 음식에 대한 가이드, 건강 회복에 도움이 되는 건강기능식품을 추천하여 건강관리하도록 안내하고 있다. 물론 여기서의 건강기능식품 추천은 식약처에서 인증한 기능성 원료에 근거하여 만든 검증된 식품에 한정된다.

인체는 자연음식을 먹게 되어 있고, 몸은 그 영양소로 구성이 된다. 즉 '먹은 음식 → 영양소 → 혈액 → 세포 → 조직 → 장부 → 몸'이 된다는 이야기다. 우리 몸에 해로운 것은 빼주고, 몸에 필요한 것들을 채워주면 당연히 건강은 회복될 수밖에 없다. 이것은 자연의 섭리이다. 그러나 우리가 현재 먹는 음식들은 산성비, 토양 오염, 비료나 농약 과다 사용 등의 환경 문제로 오염되고, GMO, 정크푸드와 유통 과정 상에서의 방부제, 발색제 등의 사용으로 유해화학물질 범벅이 되어가고 있다. 영양소도 많이 결핍되어 있다. 하루 섭취해야 하는 유기농 채소와 과일은 30가지 이상, 얼굴 크기의 접시 기준으로 5접시 이상 먹을 것을 권한다. 하지만 이렇게 많은 양을 섭취하는 것은 현실적으로 무리다. 따라서 검증된 천연 원료의 건강기능식품을 적절히 활용해야만 한다.

그러면 어떤 영양제나 건강기능식품을 선택하는 것이 좋을까? 아래의 기준을 만족시키는 브랜드를 선택하면 비교적 안심하고 섭취할 수 있다.

- 안전한 천연 원료를 사용하는가? 더 좋은 것은 자사 농장을 가지고 직접 유기농 수준 이상으로 재배하는가?
- 영양제의 원료가 석유부산물이 아닌 다양한 식물영양소를 그대로 농축시켜 만든 제품인가?
- 자체 연구 시설과 첨단 생산설비를 보유하고 씨앗에서 완제품까지 품질 관리를 엄격히 하고 있는가?
- 한국인의 영양 상태가 반영된 건강기능식품인가?
- 오랜 역사와 명성을 가진 신뢰할 만한 회사인가?

최소한 이 정도만 만족시켜도 우리 몸에 안전한 영양제를 골라서 섭취할 수 있을 것이다.

건강을 위한
주방과 가정요리

아무리 몸에 좋은 식재료를 준비해 정성껏 조리해도 주방도구에 문제가 있으면 음식이 독이 될 가능성이 있다. 냄비와 프라이팬에서 녹아 나오는 중금속은 뇌, 신장, 뼈에 축적되어 다양한 생활습관병을 일으킨다. 더불어 조리할 때 무심코 사용하는 전자레인지 역시 인체에 악영향을 미치곤 한다. 한 연구 결과에 의하면, 전자레인지를 사용할 때 식재료에 함유된 항산화 성분 중에서 최대 97% 이상이 손실되고 우리 몸에 해로운 발암물질을 생성하는 등 인체에 치명적인 영향을 줄 수 있다는 사실이 밝혀졌다. 그렇다면 대안은 무엇일까?

조리도구가
건강을 해친다?

　많은 주부들이 건강에 좋은 유기농 식재료에는 돈을 아끼지 않으면서, 그 재료를 조리하는 냄비나 조리도구는 별 생각 없이 구입한다. 냄비의 선택이 가족의 건강에 치명적인 위험을 가져올 수 있다는 사실을 모르기 때문이다. 만약 조리도구를 신경써서 사용하지 않으면 우리는 집에서 식사를 할 때마다 조금씩 우리 몸을 병들게 하는 셈이다.

중금속이 나오는 냄비

　최근 자연 속에서 살아가는 사람들을 다룬 TV 프로그램들이 많이 생겼다. 그런데 그 프로그램을 보면 산에서 채취한 약초나 산나물을 양은냄비에 펄펄 끓인 물에 데치는 장면이 자주 나온다. 내 입장에서는 최고의 식재료가 양은냄비 때문에 최악의 식재료로 변하는 과정을 지켜보는 것 같아 안타깝다. 아무리 좋은 식재료도 냄비나 조리도구에 문제가 있으면 소용이 없다.

냄비의 중금속이 인체에 미치는 영향과 무공해 냄비를 선택하는 요령을 반드시 알고 있어야 한다. 알루미늄이 치매의 원인이라는 사실은 지난 20년간 많은 연구 발표를 통해 상식이 되었다. 미국 캘리포니아대학의 리차드 카스돌프 교수는 치매로 죽은 환자의 뇌를 해부하자 그 안에 알루미늄이 쌓여 있다는 사실을 발견했다.

알루미늄을 포함한 중금속은 일단 우리 몸에 흡수되면 소변이나 땀으로 배출되지 않고 두뇌, 신장 또는 뼈 속에 축적되어 알츠하이머 외에도 심장병, 골다공증 등 각종 질병을 발병시킨다. 또한 DNA를 교란해 암도 유발시킨다. 특히 어른들에 비해 장이 덜 발달된 아이들은 중금속 흡수가 5배나 빠르기 때문에 뇌 손상, 성격장애 등의 피해가 더 심각하다. 보통 중금속은 혈액 속에 체류하다가 혈관벽의 콜레스테롤이나 중성지방 등에 박혀서 인체를 교란시키기 때문에 지방이 많은 곳에 쌓이기 쉽다.

알루미늄이 우리 몸에 흡수되는 경로는 물, 공기, 알루미늄 캔, 위장약, 알루미늄 포일, 과자 포장지 등을 통해서다. 무엇보다 일명 '양은냄비'로 불리는 알루미늄 냄비에 음식을 조리해서 먹으면 많은 양의 알루미늄 독을 지속적으로 흡수하게 된다. 일반 식당에서 찌개류, 탕류, 추어탕, 대구탕, 설렁탕 등 국물요리를 끓여서 나오는 용기의 대부분이 양은냄비 아니면 뚝배기이다. 실제로 산성인 채소를 물과 함께 30분간 조리하면 냄비와의 화학작용으로 인해 1ℓ당 300mg의 알루미늄이 우러나온다. 특히 소금이나 장류를 많이 쓰는 김치찌개, 된장찌개를 조리할 때는 더욱 잘 우러난다.

설렁탕, 갈비탕에 중금속 많은 이유

문제는 우리 몸이 하루에 배출할 수 있는 알루미늄의 양이 15mg에 불과하다는 점이다. 나머지는 고스란히 우리 몸속에 쌓인다. 그렇다면 과연 한국 사람들이 많이 먹는 음식에서는 어느 정도의 중금속이 나올까?

이화여대 식품영양학과 이서래 교수 연구팀은 '설렁탕, 갈비탕에 중금속이 많다'는 내용의 논문을 발표한 적이 있다. 서울 105개소 대중음식점으로부터 음식을 수거해 납, 카드뮴 등 중금속 성분을 분석해본 결과 설렁탕, 갈비탕에 중금속이 가장 많이 들어 있었고 육개장, 된장찌개, 비빔밥 순서로 적게 들어 있었다고 한다. 즉 오래 끓이는 음식일수록 중금속 함량이 높았다. 어떤 음식점들은 알루미늄 통에서 하루 종일 끓여서 진한 탕을 만들어낸다고 자랑하지만 국물이 진하다고 그냥 먹을 일이 아니다.

요즘 많이 쓰는 테프론 코팅, 불소 코팅, 마블 코팅의 조리도 구는 음식이 들러붙지 않게 알루미늄 위에 특수 코팅을 한 제품들이다. 하지만 가열할 때 유독가스를 방출하고, 코팅이 벗겨지면 알루미늄이 음식물에 녹아 나오기 때문에 건강에 매우 좋지 않다. 테프론이나 불소, 마블 등은 모두 석유계 물질이기 때문에 고온으로 가열하면 각종 유해화학물질과 중금속이 녹아나온다.

대부분의 가정에 코팅 프라이팬 한두 개는 있을 것이다. 달걀 프라이나 전, 부침 등을 조리해 먹지만, 이런 제품 역시 쓰지 않는 것이 좋다. 미국에서는 이미 2015년부터 불소 코팅 프라이팬은 판매할 수 없게 되어 있다.

무쇠냄비도 유해하기는 마찬가지다. 무쇠는 표면이 매끄럽지 않아 깨끗하게 씻기 힘들고, 녹이 너무 잘 슬어 관리도 힘들다. 뿐만 아니라 우리 몸에 무쇠 성분이 흡수되어 알루미늄처럼 치매나 심장병 등을 유발할 수 있으니 사용하지 않는 것이 좋다.

무쇠 위에 맹독성 중금속인 카드뮴 코팅을 한 법랑(세라믹)냄비도 코팅에 균열이 생기면 중금속이 녹아 나와 음식과 함께 섭취될 수 있다. 특히 법랑냄비는 뚜껑과 맞닿아 있는 접촉면에 수분이 있으면 코팅이 벗겨지면서 녹이 잘 슬기 때문에 보관 시 수분을 잘 닦아서 보관하는 것이 중요하다. 유리그릇은 1200도 이상의 고온에서 구울 경우에는 안전하지만, 유리 종류에 따라

바륨이나 납과 같은 중금속이 녹아 나올 수 있다.

가장 좋은 것은 스테인리스

가장 안전한 냄비 재질은 스테인리스다. 스테인리스는 말 그대로 녹이 안 생기는 위생적인 재질이다. 다만 스테인리스의 종류 역시 수천 종이 있기 때문에 경우에 따라 위생에 차등이 있을 수 있다.

스테인리스 중 최고급 스테인리스로 분류되는 것이 바로 특수 건강냄비용 스테인리스다. 일반적으로 병원에서 수술용으로 쓰이는 스테인리스 봉이나 수술용 가위 등에 쓰이는 재질이며, 중금속 배출이나 음식의 맛을 변질시키지 않는 최고급 스테인리스이기 때문에 가격이 높은 편이다. 소위 명품 냄비로 불리는 샐러드마스타, 컷코, 타파웨어, 퀸쿡웨어 등에 사용되는 스테인리스 소재도 바로 이것이다. 이 외에도 일반 주방용 싱크대로 쓰이는 홑겹 스테인리스부터 7중 스테인리스까지 매우 다양한 종류가 있다. 또 양은에 스테인리스를 얇게 도금한 것이 있는데, 이런 냄비도 안전하지 않다.

스테인리스 그릇을 선택하는 기준은 다음과 같다.

첫째, 보통 최고급 건강냄비용 스테인리스는 내구성이 강한 크롬과 니켈이 합금되어 있다. 물론 크롬과 니켈은 고가 금속이다. 크롬은 부식을 방지하고, 니켈은 광택을 유지하게 해서 거울처럼 광택 효과가 난다. 오래 사용해도 새 것처럼 사용할 수 있으며, 대를 이어 물려줄 수 있을 정도로 견고하다. 따라서 스테인리스 소재에 크롬과 니켈이 어느 정도의 비율로 들어 있는지 체크해서 이 비율이 높을수록 좋은 제품이다.

둘째, 전체가 통구조인 것이 좋다. 바닥에는 고급 스테인리스를 사용하고 옆면은 저렴한 스테인리스를 이어붙인 냄비가 많다. 명품이라고 하는 냄비에도 밑면 재질과 옆면 재질이 다른 경우가 많고, 이어붙인 곳은 용접한 자국이 남아 있다. 고급 냄비는 밑바닥과 옆면이 일체형이고 용접 부위가 없고 밑면과 옆면을 동일한 스테인리스를 쓴다. 그래서 조리를 해도 밑은 익었는데 위쪽은 설익는 일이 없다. 밑면과 옆면의 열전도율이 같기 때문이다.

셋째, 고급 스테인리스 그릇은 홑겹을 쓰지 않는다. 보통 3중에서 7중 정도를 쓴다. 겨울에 두꺼운 오리털 점퍼를 입는 것보다 옷을 여러 겹 겹쳐 있는 것이 더 따뜻하듯 여러 겹의 스테인리스를 이어붙인 것이 냄비의 열을 잘 보존한다.

스테인리스는 겹수가 많을수록 고가이다. 1중은 열 조절이 곤란해서 음식이 쉽게 눌어붙거나 탄다. 국이나 찌개 등에 많이 사용하는 소스팬의 경우에는 스테인리스가 3중 이상이면 훌륭하고, 튀김이나 볶음 등 고온을 사용하는 프라이팬이나 웍류는

6~7중이면 매우 좋은 제품이다.

넷째, 브랜드나 명성도 중요하다. 연륜이 깊으면 믿을 수 있기 때문이다.

"옛날에는 아무거나 먹어도 잘만 살았다"라고 얘기하는 사람도 있다. 틀린 말은 아니다. 하지만 옛날에는 물과 공기가 맑았으며 영양이 풍부한 먹거리가 있었다. 그러나 지금처럼 양은냄비나 무쇠냄비, 코팅 프라이팬 등 뜨거운 열을 지속적으로 가했을 때 중금속이나 환경호르몬이 녹아 나오는 환경에서는 '아무것이나' 먹어서는 잘살 수가 없다.

여름 한낮, 태양빛을 받고 있는 운동장 트랙에서도 중금속이 검출됐다는 뉴스가 보도된 적이 있다. 그만큼 중금속은 열에 약하다. 냄비에 열을 가하면 냄비 재질의 변형이 이뤄지면서 중금속이 녹아 나올 가능성이 더 커진다. 저렴한 소재의 냄비는 보통 잡철을 녹여 만들기 때문에 열에 변형되어 균열된 틈으로 유해중금속 등이 배어나오기 쉽다. 따라서 한 번 사면 수년간 사용해야 하는 냄비에 돈을 아껴서는 안 될 것이다.

전자레인지의
폐해

　전자레인지는 원래 우주인들의 식사 문제를 해결하기 위해 러시아에서 개발했으며, 실제 대중들이 쓰기 시작한 것은 1946년 미국에서였다. 2차 대전이 끝난 직후 미국 레이튼사에 근무하던 스펜서라는 사람이 전파의 파장을 여러 크기로 바꿔가는 실험을 하던 도중에 호주머니 속에 있던 사탕이 녹은 사실을 경험했으며, 바로 여기에서 힌트를 얻었다고 한다.

분자 구조의 변형과 손상이 일어나

　전자레인지를 켜면 전파가 만드는 에너지가 발생한다. 그런데 이 에너지는 물이 포함된 음식물에만 흡수된다. 고유 진동수가 다른 전자레인지의 몸체나 음식을 담은 그릇에는 에너지가 작용하지 못하기 때문에 데워지지 않는다. 다만 전자레인지에서 그릇을 꺼낼 때 그릇이 따뜻한 것은 음식물에 의해 데워졌기 때문이지, 전자가 만드는 에너지에 의해서 데워진 것은 아니다.

문제는 이 과정에서 음식물의 분자 구조가 변형되고 손상된다는 점이다. 뿐만 아니라 우리 몸에 해로운 발암물질이 생성되는 등 인체에 매우 치명적인 영향을 줄 수 있다는 사실이 밝혀졌다. 전자레인지에서 가열된 음식물을 섭취했을 경우에는 백혈구가 증가하고 적혈구가 감소하는 등 흔히 '백혈병'으로 불리는 혈액암을 초래할 수도 있다는 다양한 연구 결과가 있다.

미국에서는 1991년에 비교적 간단한 수술을 하기 위해 전자레인지에서 데운 혈액을 수혈했다가 환자가 사망하는 의료사고가 발생했다. 전자레인지가 혈액을 따뜻하게 하는 역할 이외에도 혈액의 구조 자체를 바꾸어놓는다는 것을 증명하는 사건이었다. 전자레인지를 통해 분자 구조가 바뀐 단백질을 섭취하면 정상적인 소화 과정에 동화되지 않는 제3의 화학적 산출물이 발생하고, 이런 물질들을 섭취하면 발암의 원인이 될 수 있다.

통조림 요리는 피해야

우리는 편의점에서 식당에서 영화관에서 전자레인지로 데운 빵이나 라면, 팝콘, 파스타, 피자 등을 먹는다. 매우 일상적으로 전자레인지를 사용한다는 이야기다. 하지만 사람들은 이토록 위험한 것을 정부나 기타 소비자단체들이 그냥 두었을 리가 없다는 단순한 생각을 한다. GMO도 그렇듯이 전자레인지도 별로 위험하지 않을 수 있다는 생각을 하는 사람들도 많다. 그러나 정부나 기업의 이해관계에 얽혀서 수많은 진실들이 가려진 채 어둠 속에 묻혀 버리는 경우가 너무도 많다는 사실을 알아야 한다.

통조림류와 종이류도 주의해야 한다. 통조림 음식의 경우 캔 안쪽에 거무스름하게 주석 도금이 되어 있는데, 이는 녹슬지 말라고 화학 처리를 한 것이다. 그런데 자칫 캔에 문제가 생기면 이 화학물질이 내용물에 녹아 나올 수 있다. 따라서 가급적 통조림류는 이용하지 않는 것이 좋다. 또 통조림의 경우 캔 접합부를 납땜해서 붙이기 때문에 건강에 해롭다. 보통 전기압력 밥솥도 알루미늄 재질에 주석 코팅을 한 것을 볼 수 있다. 백미를 취사하면 밥 색깔이 살짝 검은 빛이 도는 경우가 있는데, 그 이유가 바로 주석 코팅 때문이다.

종이는 재생 용지일 경우 누렇게 변색이 된다. 이를 표백하기 위해 형광증백제를 사용하는데, 바로 이것이 발암물질이다. 특히 주유소에서 주는 휴지나 키친타월 등 재생 용지로 만든 것은 사용하지 않는 것이 좋다. 재생 용지인지 아닌지는 빨간 소독약에 화장지를 넣어보면 된다. 만약 빨간색이 묻어나오면 천연 펄프일 가능성이 높고, 검정색으로 물들어 나오면 재생 용지일 가능성이 높다.

가스레인지의 문제점과
인덕션레인지

　대중교통밖에 이용할 수 없었던 대부분의 사람들이 이제는 자가용족이 되었다. 또 나무나 연탄 대신 석유와 가스로 방 안의 온도를 높일 수 있게 되었다. 무더운 여름에는 에어컨으로, 추운 겨울에는 뜨거운 히터로 편리하고 안락한 삶을 살아간다. 그런데 이런 편리함은 지구 환경을 망쳐놓았고, 우리가 늘 마셔야 하는 공기도 오염시켜버렸다. 자동차가 굴러갈 때 나오는 배기가스 속에는 질소산화물, 일산화탄소, 탄화수소 등 각종 공기 오염물질이 듬뿍 들어 있기 때문이다.

비흡연 주부가 폐암에 걸려

　석유와 가스가 연소될 때도 마찬가지다. 질산화물, 황산화물,

각종 중금속, 미세먼지 등 다양한 오염물질이 발생하면서 공기를 오염시킨다. 공장에서 제품을 만들 때 나오는 시커먼 연기 속에도 공기를 오염시키는 화학물질이 수없이 많이 들어 있다. 가정이라고 해서 예외가 아니다. 요리를 할 때 흔히 사용하는 가스레인지의 푸른 불꽃이 연소될 때도 대량의 공기 오염물질이 나온다. 집 안에서 요리하는 주부들이 담배를 피우지 않음에도 불구하고 호흡기질환이나 폐암에 걸리는 경우는 바로 이런 이유 때문인 것으로 추정된다.

실제 집에서 오염물질이 가장 많은 곳이 주방이다. 미국 환경청의 조사자료에 따르면, 전체 오염물질의 발생지는 주방 공간이 37%이며, 그중 85%가 가스레인지나 오븐에서 발생한다고 한다. 실제로 주방에서 가스에 노출된 비흡연 여성들이 조리하지 않는 여성들에 비해 폐암 발생률이 3~4배 높다. 폐암 중 치명적인 선암이 발생할 확률이 여성의 경우 약 70%로 남성 34%에 비해 2배 이상이 많으며, 이는 담배보다는 간접적인 오염원을 흡입했을 때 나타나는 질병이라 할 수 있다. 담배를 피우는 사람은 폐 중앙에 암이 발생하고, 간접흡연을 하는 경우에는 폐 끝 부분에 악성종양이 나타나는 선암이 발생한다.

가스레인지에 의한 유독가스는 공기보다 무겁기 때문에 환기를 해도 잘 빠져나가지 않는다. 그래서 선풍기 바람으로 강제로 창문 쪽으로 빼내야 한다. 가스레인지를 점화하면 일산화탄소,

라돈가스 등 8만 종의 유해물질이 나오며, 특히 가스레인지를 점화할 때 불완전연소 상태에서 나오는 유해물질은 더 치명적이다. 따라서 가스레인지를 이용할 때는 특별히 환기를 오래 하거나 팬을 틀어놓아야 한다. 환기를 안 시키고 가스레인지를 사용하면 마치 집 안에서 자동차 시동을 걸어놓은 것과 같이 실내 공기가 오염된다.

끔찍한 것은 이렇게 오염된 공기는 부메랑이 되어 우리 몸속으로 다시 유입된다는 사실이다. 하루 24시간, 한시도 멈출 수 없는 호흡을 통해 공기 속에 퍼져 있는 오염물질들도 함께 몸속으로 들어와 우리에게 치명타를 안겨준다. 특히 일산화탄소는 혈액의 산소 운반 능력을 상실하게 만들고 두통, 현기증, 언어장애, 중풍 등을 야기시킨다. 특히 가정에서는 주부와 아이들이 그 피해를 고스란히 받고 있다. 공기청정기보다 더 중요한 것이 가스레인지를 인덕션레인지로 교체하는 일이다.

가족의 건강은 주방에서부터

인덕션레인지는 1988년경에 최초로 사용되기 시작했으며, 관련 기술은 독일이 최고로 알려져 있다. 독일의 경우 전기료가 한국에 비해 무려 5배나 비싸기 때문에 절전 기술이 매우 발달해 있고, 가구마다 인덕션레인지를 사용하는데 3~5구 인덕션이 대세이다.

전기를 열로 바꾸는 장치가 전열기이고, 전자기를 열로 바꾸는 장치가 인덕션레인지이다. 전열기는 코일에 발열되어 그릇을 가열하는 원리이고, 인덕션레인지는 전기가 내장된 코일을 지나면 자기장이 발생하고 이것이 냄비 밑판과 작용해 열을 발생시킨다. 그래서 인덕션레인지의 생명은 상판과 내장 코일이다. 이 인덕션레인지 상판 중 가장 친환경적이라고 알려진 제품이 독일 쇼트사가 만드는 '세란'이다.

어떤 상판을 사용했느냐가 인덕션레인지의 가격 결정에 영향을 미칠 정도로 중요하다. 품질이 좋은 것은 독일 쇼트사의 세란을 쓰고, 좀 저렴한 것은 중국산을 사용한다. 인덕션레인지 명품 회사인 지멘스, 밀레의 인덕션도 모두 이 회사의 제품을 사용하고 있다. 쇼트사의 세란은 독성 중금속(비소, 안티몬)을 포함하지 않은 전 세계 유일한 친환경 세라믹으로 750도까지의 온도 변화에도 안전하다. 그래서 천체망원경의 반사경 재질로도 쓰인다. 상하 열전도율이 높지만 좌우 횡적 열전도율은 약해 쿠킹존 옆판에 잔열이 없어 화상을 입을 위험도 없다. 온도 변화나 외부 충격에도 매우 강하다.

인덕션레인지는 냄비에 자기장을 발생시켜 가열하는 방식이기 때문에 불꽃이 없어서 안전하고, 화상이나 화재의 염려도 없다. 우리나라 가정집 화재의 60% 이상이 가스레인지 위에 음식을 올려놓고 외출을 하거나 잊어버려서 일어난다. 불꽃이 없는 인덕션레인지는 그런 면에서 안전하다.

전열기는 손실되는 열이 많지만, 인덕션레인지는 손실되는 열이 없기 때문에 조리가 빠르고, 전기료는 60% 수준으로 저렴하다. 뿐만 아니라 가스레인지나 전열기보다 가열 속도가 2배 이상 빠르다. 전기료나 연료비도 그만큼 적게 든다. 인덕션레인지는 일산화탄소, 이산화질소, 이산화황, 포름알데히드 등 유독가스가 거의 나오지 않는다. 전자파는 30cm 정도만 떨어져 있어도 거의 영향을 미치지 않는 수준이다.

인덕션레인지는 여러 가지 장점에도 불구하고 한 가지 단점이 있다. 바로 아무 용기나 가열할 수 없다는 것이다. 자석에 붙는 고급 자성 스테인리스 용기만 사용할 수 있다. 그래서 가급적 그릇은 중금속으로부터 무해한 고급 스테인리스 냄비를 사용하고, 전열 기구는 가스레인지 대신 인덕션레인지를 사용하는 것을 추천한다. 가족의 건강이 안전한 주방에서 시작된다는 사실을 잊어서는 안 된다.

음식이 건강해야
가족이 건강하다

　원래 '가정요리'는 친정엄마나 시어머니한테 배우는 경우가 많지만 요즘 미혼 여성들은 공부하느라, 혹은 직장에 다니느라 밥하는 것도 제대로 못 배우고 결혼을 하는 경우가 많다. 결혼 후에도 직장에 다니느라 바쁘고, 전업주부들은 아이들을 양육하느라 바빠서 외식을 많이 한다. 그러면서 사먹는 게 더 싸고 편리하다고 말한다. 그런데 싸고 편리한 것만이 능사가 아니다. 음식 재료나 조미료, 양념 이야기를 떠나 '팔기 위해서' 만든 음식은 '가족을 위해서' 만든 음식과 같을 수 없다. 밥을 먹어도 그저 '때우기 위해' 먹는 것과 '영양을 위해' 먹는 것은 차이가 크다.

좋은 레시피에서 시작하는 건강한 요리

외식 문화가 발달하면서 가족들의 건강이 많이 심각해졌다. 성인들은 비만과 고혈압, 당뇨 등으로 고생하고 아이들은 아토피, 비염, 천식 등을 달고 산다. 각종 인스턴트식품이나 GMO, 면·빵 등 밀가루 가공식품의 섭취가 늘어나면서 영양 불균형에 의한 질병이 생겼다는 이야기다.

요즘은 맞벌이를 하는 집이 많아서 외식하는 횟수가 많지만 매일 외식을 하며 살 수는 없다. 배우자와 아이들이 자주 병원을 들락거린다면 틀림없이 음식을 의심해볼 일이다. 그 중심에는 '건강을 염두에 두지 않은 식탁'이 있다. 건강은 잘 먹는 것에서 출발하지만 여기에 신경을 쓰지 않으니 부실해질 수밖에 없다. 맞벌이로 힘들게 번 돈은 결국 약값으로 병원비로 지출하게 되고, 삶의 질은 점점 더 피폐해져간다. 집안에 아픈 사람이 있으면 집안 분위기가 걱정과 근심으로 뒤덮인다. 주위에 보면 외식으로 살아가던 가족이 원인 모를 질병에 시달리면서 병원을 전전하다가 결국 음식을 바꾸고 질병이 나았다는 이야기도 종종 들린다.

결국은 음식이다. 가정의 음식이 살아야 건강해진다. 사람은 먹는 대로 되는 존재이므로 간편하지만 영양가 있는 요리를 해서 먹는 지혜가 필요하다. 되도록 시간을 내서 최소한이나마 세대로 된 가정요리를 해야만 한다. 아내가 시간이 부족하다면 남

편이 조리를 해야 한다. 아내가 하든 남편이 하든 반드시 가정 요리에 신경을 써야 한다. 가족들이 밥상에 둘러앉아 음식을 같이 나누는 것에서 사랑과 감사를 느끼고, '한솥밥을 먹는다'는 의식이 싹튼다. 밥상이 살아야 가정이 살고, 가정이 살아야 사회가 건강해진다.

기정의 음식이 살아나려면 가장 먼저 좋은 레시피가 있어야 한다. 음식 조리법을 모르면 음식하는 것 자체가 부담이 된다. 매번 머리를 써서 요리를 연구할 수는 없지 않은가.

그 다음으로, 좋은 식재료가 있어야 한다. 싱싱한 채소를 만지고 먹는 것은 자연을 즐기는 또 다른 방법이다. 귀찮다거나 번거롭다고만 생각해서는 자연의 생명력을 담은 싱싱하고 좋은 재료를 먹기가 힘들어진다. 자연에서 나온 진짜 음식을 먹어야 한다. 공장에서 나오는 가짜 음식인 가공음식을 먹어서는 건강을 보장할 수 없다.

세 번째로는, 앞에서도 언급했던 좋은 조리도구가 필요하다. 레시피가 좋고 식재료도 유기농으로 싱싱한 것을 골라도 조리도구가 양은냄비나 코팅 프라이팬이거나 냄비의 성능이 떨어져서 잘 타거나 눌어붙는다면 음식의 질에 영향을 미치게 된다.

식습관이 아이의 성적도 바꾼다

이렇게 조리하기 편하고 쉬운 환경을 만들어놓아야 요리에 대한 부담이 없어진다. 만약 좋은 레시피도 모르고, 좋은 식재료도 구입하기 힘들고, 좋은 조리도구를 고르는 방법을 모른다면 인터넷에서 '가정요리'라는 키워드로 검색을 해보자. 많은 정보들이 나온다. 요즘에는 가정요리를 부담없이 가르쳐주는 커뮤니티가 많고, 생활에 유익한 정보를 나누어주는 곳도 많다. 조금만 관심을 갖고 주위를 둘러보면 의외로 배울 수 있는 곳이 많다.

가정요리는 가정을 사랑스럽게 변화시키는 가장 좋은 수단이다. 가정을 천국으로 만들고 싶다면 가정요리가 살아야 한다. 배고픈 시절에 배불리만 먹으면 됐던 식탁 문화를 청산해야 한다. 더불어 못살던 시절의 조리도구, 주방 환경, 먹거리 등을 좀 더 격조 있게 바꿀 필요가 있다. 양 중심의 식단에서 질 중심의 식단으로 변화시켜야 한다. 또 탄수화물 중심의 식단에서 단백질과 지방이 골고루 들어간 자연건강식으로 밥상을 차려야 한다.

질병의 치료보다 더 중요한 것은 예방이며, 진정한 예방은 좋은 먹거리와 식습관에 있다는 사실을 기억해야 한다. 몸이 아파서 병원에 달려가는 일을 언제까지나 반복할 수는 없다. 게다가 병원에 간다고 건강 문제가 해결되는 것도 아니다. 결국 음식과 식습관에 문제가 있음을 깨닫고 이를 개선해야만 한다.

좋은 먹거리와 식습관은 아이의 건강과 성격, 학교 성적을 바꾸고 후손에게까지 큰 영향을 미친다. 어떤 음식을 먹느냐가 자신과 가정의 건강과 운명을 결정한다. 고기를 좋아하는 집안은 자손 대대로 고기를 좋아한다. 밀가루 음식을 좋아하는 집안은 밀가루를 좋아한다. 이렇게 식습관이 유전되기 때문에 질병도 유전되는 것이다.

먹기리가 훼손되어 건강 문제가 심각하다고 느낀 선진국에선 패스트푸드나 인스턴트식품 등의 외식 대신 '클린&헬스 푸드'의 가정요리를 찾기 시작한 지 오래다. 생존을 위해서 가정요리를 배우려는 사람들이 늘어나고 있다는 이야기다.

품격 있는 주방과 정성과 사랑이 가득한 가정요리는 가족의 생명을 구하는 가치 있는 일이다. 조금만 관심 있으면 쉽고 빠르고 영양가도 있는, 품격 있는 가정요리를 배울 수 있다. 가정요리를 한번 배워놓으면 요리에 대한 두려움이 사라지고 평생 요리에 대한 부담에서 자유로워질 수 있다.

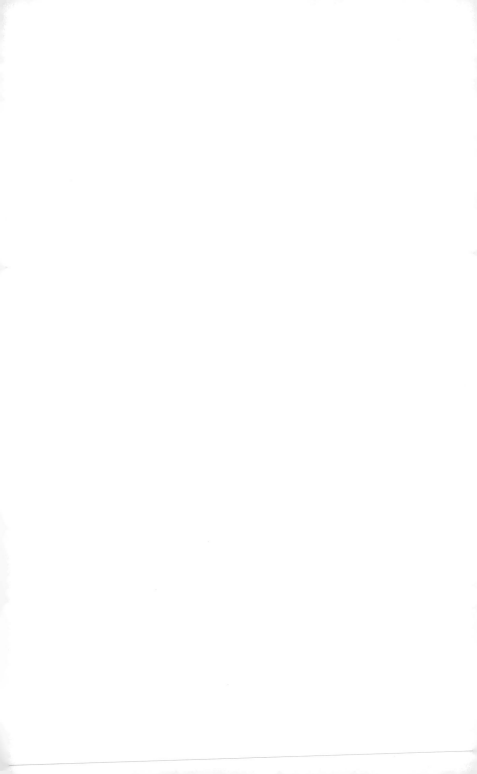

피부 건강과
좋은 화장품

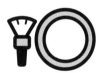

우리는 피부를 건강하게 만들고 아름다워지기 위해 화장품을 사용한다. 요즘에는 여성뿐만 아니라 남성도 화장품을 애용한다. 하지만 애초 목적과는 다르게 화장품이 우리의 피부 건강을 망치고, 아름다움과는 거리가 멀어지게 만드는 경우가 많다. 화장품에 포함된 다량의 화학물질은 '경피독'의 형태로 피부를 통해 혈관으로 침투하고, 임산부의 경우 태아가 그 영향을 받기도 한다. 하지만 현대사회에서 화장품을 안 쓸 수도 없는 노릇이다. 피부를 건강하게 만드는 좋은 화장품은 어떻게 구별할 수 있을까?

화장품과 경피독,
어떤 관련이 있을까

　우리가 매일 얼굴에 바르는 화장품 속에 얼마나 많은 유해물질이 들어 있는지를 알게 된다면 당신이 지금 쓰는 화장품 대부분을 쓰레기통에 버릴지도 모를 일이다. 최근 소수의 양심 있는 시민단체와 언론이 화장품에 함유된 각종 발암물질과 화학방부제의 위험성을 보도했지만, 그럼에도 불구하고 소비자들은 이에 대한 경각심이 많지 않다.

　화장품은 피부가 먹는 음식과 같다. 저녁에 세안하고 나서 또 바르고 자는 것이 화장품이다. 거의 24시간 화장품을 사용하고 있다고 해도 과언이 아니다.

신생아 몸에 있는 발암물질

2004년 미국 적십자사가 무작위로 신생아를 선정해 제대혈을 분석한 결과, 놀랍게도 암 유발물질 180가지와 두뇌 신경계에 유해한 물질 217가지, 선천성 장애를 야기하는 물질 208가지 등 600여 가지의 화학물질이 검출됐다고 한다. 이들 중 다수가 화장품 성분들이었나. 전문가들은 이러한 결과를 놓고 임신 중 산모가 무심코 발랐던 화장품 성분이 몸에 축적돼 탯줄을 타고 태아에게 전해진 것이라고 결론 내렸다. 최근 아토피 피부염을 앓거나 생식 능력이 퇴화된 영유아들이 많은 것도 이같은 이유 때문이라고 전문가들은 설명한다.

그렇다면 단순히 피부에 바르는 화장품이 왜 이렇게까지 위험해진걸까? 이는 피부가 살아 있는 장기라고 불릴 정도로 중요한 기관이기 때문이다. 피부는 흡수뿐만 아니라 배설 작용도 한다. 과거의 화장품은 단순히 표피에만 흡수되거나 피부 위에 묻어 있는 수준이었지만 최근에는 기술이 발달하면서 화장품이 진피 층까지 침투한다. 피지나 먼지와 같은 일반 노폐물은 자체 능력으로 배출할 수 있어도 중금속이나 파라벤류 등 독성물질은 체내에 축적된다. 이런 성분들은 우리 몸속을 떠돌며 암을 유발하거나 정자 수를 감퇴시키는 등의 문제를 일으킨다.

보통 음식물의 독은 소화기관과 간의 해독 과정을 거쳐 혈액을 통해 인체 각 기관으로 퍼지지만, 화장품을 통해 침투하는 경피독은 피부를 통해 바로 혈관으로 유입되기에 각 장부에 더 치명적일 수 있다. 그렇기 때문에 화장품을 고를 때 전성분표시를 꼭 확인하는 것이 무엇보다도 중요하다.

특히 화장품 중에는 중금속 성분이 함유된 것이 많다. 세계적으로 유명한 화장품 등에서 크롬과 네오디늄이 검출됐다는 뉴스가 보도돼 사회적인 물의를 일으킨 적이 있다. 크롬은 과민성 피부염과 습진을 일으킬 수 있고, 네오디늄은 눈과 점막에 자극을 주고 폐 조직의 혈류를 방해한다고 알려진 중금속이다. 이와 때를 맞춰 일본의 한 유명 화장품에도 같은 성분의 중금속이 들어 있다는 뉴스가 연달아 터지면서 대규모 환불 사태가 벌어지기도 했다. 일각에서는 향후 이 브랜드의 화장품 판매에 미칠 타격이 불가피할 것이라는 전망을 내놓기도 했다.

한국 최초의 화장품으로 잘 알려진 박가분도 이와 같은 예라고 할 수 있다. 일제강점기인 1920년에 등장한 박가분은 피부를 하얗게 만들어준다는 소문이 돌면서 날개 돋친 듯이 팔렸다. 소문 때문인지 전국의 모든 방물장수가 몰려들면서 하루에 1만 개 이상 팔았다는 후문도 있다. 하지만 한 기생이 박가분을 쓰다가 얼굴을 망쳤다며 고소하는 사태가 벌어졌고, 실제 납성분이 함유되어 있다는 사실이 추후 밝혀지면서 박가분 제조 회사는 역사 속으로 조용히 사라졌다. 피부 흡착력과 미백 효과를 높이기 위해 납을 과도하게 섞어 넣은 화장품 제조사의 과욕이 불러낸 비극이었다.

제대로 알고 화장품 쓰기

여성들이 흔히 사용하는 화장품 속에는 인체에 유해한 독성 물질이 많이 함유되어 있다. 매니큐어가 매끄럽게 발리고 손톱에 잘 흡착되도록 하기 위해 포름알데히드나 톨루엔, 프탈레이트와 같은 유해한 화학 성분을 섞게 된다. 포름알데히드는 자극적인 냄새를 가지고 있는 발암 추정 물질로 만약 피부에 노출될 경우 눈이나 코, 목 부위에 염증을 유발할 수 있다. 과거 용산 미8군이 기지 영안실에서 이 물질을 한강에 무단으로 방류한 사실이 드러나 사회적으로 큰 파장을 불러일으킨 바 있다. 이 사건은 봉순호 감독의 영화 〈괴물〉의 소재가 되기도 했다. 톨루엔은 기관지염을 유발하는 물질이기 때문에 우리 몸속에 들어가면 구토와 같은 위장 장애를 비롯해 두통, 어지럼증 등 신경 장애를 일으킬 수도 있다. 천식을 직업병으로 갖고 있는 네일숍 근무자가 많다는 여성환경연대의 통계가 이를 방증한다.

우리나라 화장품 회사들은 '스킨 다음에는 로션'이란 공식을 당연한 듯 제시한다. 하지만 다른 나라 사람들은 이 공식이 생소할 것이다. 왜냐하면 이는 화장품 회사가 좀 더 많은 제품을 세트로 판매하기 위해 만든 한국형 마케팅 전략이기 때문이다. 실제로 예전에 출판된 《대한민국 화장품의 비밀》과 《화장품 회사가 당신에게 알려주지 않는 진실》이란 책에서는 '여성들이 철칙으로 지켜왔던 기초 4종 세트는 사실상 비슷한 원료를 점성만 다르게 만든 제품'이라고 밝히기도 했다. 결국 크림, 로션, 에센스 등은 그 끈적임 정도에 따라 용기와 이름만 다른 같은 성분의 물질이란 뜻이다.

《대한민국 화장품의 비밀》의 저자 이은주 씨는 책에서 '화장품을 만드는 데 들어가는 원료값은 판매가의 6%에 지나지 않고 나머지는 마케팅, 광고, 유통마진 등이 차지한다'고 밝혔다. 5만 원짜리와 50만 원짜리 화장품은 원료비가 10배 차이가 나는 것이 아니라 광고료가 10배 차이라는 말이다.

우리는 좋은 피부와 아름다움을 유지하기 위해 매일 화장품을 사용하지만, 인간이 태어날 때 화장품을 들고 나오지 않는다는 점을 보면 화장품이 우리 몸에 필수품은 아니다. 그래서 화장품은 우리에게 '필요악'일 수도 있다. 환경 오염으로 인해 오존층이 파괴되고 실내가 건조해지는 시대에 화장품은 필수품일 수도 있지만, 중요한 것은 화장품을 '제대로 알고 쓰는 것'이다. 미용계 전문가들은 "피부 건강을 위해 인체 유해성이 의심되는 파라벤, 타르색소 등 화학물질이 들어간 화장품은 가급적 피하는 것이 좋다"고 조언한다. 또 "반드시 용기 뒷면에 표기된 전성분표시를 확인한 후 구매할 것"을 당부하고 있다.

피부의
구조와 역할

    피부는 표피, 진피, 피하지방층으로 구성되어 있으며, 두께는 보통 1.5~4mm이다. 부위에 따라 다양한 외부 자극으로부터 몸을 보호하며, 4~5kg의 무게로 온몸을 덮고 있는 작지 않은 기관이다. 화장품에 대해서 제대로 알기 위해서는 우선 피부의 구조와 역할에 대해서 알아야 한다.

피부의 대부분을 차지하는 '진피층'

    표피는 외부 환경에 대한 첫 번째 방어막이며, 피부 조직에는 신경 말단이나 혈관이 지나가지 않는다. 삼투압의 원리로 물질의 교환이 이루어지며 각질층, 투명층, 과립층, 유극층, 기저층으로 이루어져 있다.

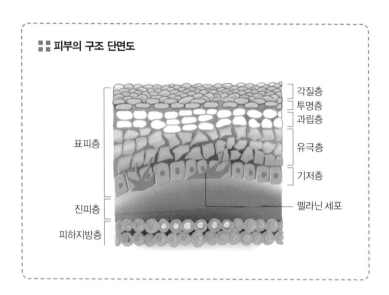

피부의 구조 단면도

표피층
- 각질층
- 투명층
- 과립층
- 유극층
- 기저층
- 멜라닌 세포

진피층

피하지방층

각질층은 외부로부터 해가 되는 독성물질이나 물리적 충격 등에 대한 생체 방어 기능을 하며, 세포가 형성된 후 4주가 경과하면 노후되어 떨어져 나간다. 투명층과 과립층은 수분 침투를 막아주고 피부를 윤기 있게 해준다. 유극층은 피부 면역을 담당하는 랑게르한스세포가 존재하고 림프액이 흐르고 있어 피부의 혈액순환과 영양 공급에 관여한다. 기저층은 진피와 접하고 있으며, 진피의 모세혈관으로부터 영양을 공급받아 세포 분열을 통해 새로운 세포를 생성한다.

진피층은 강하고 유연성 있는 결합 조직으로 표피층과 피하지방 조직 사이에 위치한다. 표피의 10~40배에 해당해 피부의 대부분을 차지한다. 진피층은 윗부분의 유두층과 아랫부분의 망상층으로 나뉜다. 유두층은 작은 돌기로 구성되어 있고 물결 모양을 하고 있으며 모세혈관, 림프관, 신경종말이 풍부하게 분포되어 있다. 노화가 되면 물결 모양의 파형이 평평해지는 특성이 있다. 망상층은 유두층 아래에 있는 그물 모양의 불규칙한 결합조직으로 두텁고 진피층의 대부분을 차지한다. 모세혈관은 거의 없고 혈관, 림프관, 한신, 신경다발 등이 복잡하게 분포되어 있다. 교원섬유와 엘라스틴섬유가 매우 치밀하게 구성되어 있는데, 이 조직이 탄력을 잃고 노화되면 우리가 아는 주름을 형성하게 된다.

피하지방층은 진피층 조직보다 더 두꺼운 층을 형성하며, 지방세포들이 자리잡고 있다. 지방세포는 지방을 생산해 몸을 따뜻하게 보호하고, 외부의 충격으로부터 신체 내부의 손상을 막아주며, 수분을 조절하고 남은 영양소와 에너지를 저장한다. 여성호르몬과 관계가 있으며, 여성이 남성보다 피하지방층이 두껍다. 복부와 둔부에 많이 발달되어 있지만 귀, 고환, 눈꺼풀, 입 등에는 피하지방 조직이 없다.

피부의 8가지 작용

피부는 우리 몸의 신진대사에 영향을 미치는 다양한 작용을 하며, 신체의 항상성을 깨뜨리는 외적 요인을 막아준다. 또한 가장 바깥쪽에 위치해 손상되기 쉽기 때문에 박테리아, 자극,

해로운 화학물질 등에 상시적으로 노출되어 있는 셈이다.

피부의 첫 번째 기능은 피부 보호 작용이다. 피부는 적어도 3가지 장벽, 즉 화학적, 물리적, 생물학적 장벽 기능을 한다. 화학적 장벽은 피부 표면의 산성 보호막(pH 4.5~5.5)으로 박테리아와 같은 미생물의 침입으로부터 보호해준다. pH가 일시적으로 깨지더라도 2시간 이내에 복구된다. 멜라닌색소는 자외선을 흡수하거나 산란시켜 자외선으로부터 피부를 보호한다. 또 각질세포를 단단하게 해주어 물리적인 자극이나 압력, 마찰 등으로부터 몸을 보호한다. 생물학적으로는 표피의 랑게르한스세포와 진피층에 있는 백혈구의 일종인 대식세포가 표피에 침투하는 박테리아와 바이러스를 처리한다.

피부가 우리 몸에서 하는 두 번째 작용은 체온 조절이다. 인체는 체온이 일정하게 유지되어야 제 기능을 한다. 이를 위해 모세혈관과 모공의 수축 및 확산 등으로 피부를 열고 닫아 체온을 조절해준다.

세 번째는 감각 작용이다. 피부는 중추신경, 자율신경계의 신경 요소와 연결되어 있으며 일부 감각기관의 신경종말 수용기가 있어 외부 자극에 대한 촉각, 온각, 통각 등을 느낄 수 있다.

네 번째는 분비 및 배설 작용이다. 신진대사로 생긴 노폐물은 신장, 폐, 항문을 통해 배설되지만, 일부 수용성 물질은 땀과 함께 피부를 통해 체외로 배출된다. 그래서 땀이 잘 나지 않는 사람들은 피부로 배출되는 노폐물이 적어 체내에 독소가 낳을 가능성이 높다. 땀은 피부 표면에서 증발해서 체온 조절에 관여하고, 일부는 피지와 함께 피지막을 만들어 방수막 역할을 하기도 한다.

다섯 번째는 흡수 작용이다. 피부의 흡수 현상은 대체로 모낭과 피지선 등을 통해서 이루어지며, 각질층은 물과 친하지 않아 수용성 물질보다는 지용성 물질의 흡수가 용이한 편이다.

여섯 번째는 비타민D 합성 작용이다. 표피의 각화 현상과 함께 프로비타민D가 생성되는데, 여기에 자외선을 쐬면 비타민D가 합성된다. 비타민D는 뼈의 발육과 성장에 관여하며, 골절 후 치유를 촉진하고 일광으로 인한 피부화상의 보호 작용도 한다.

일곱 번째는 저장 작용이다. 피하지방 조직은 섭취한 영양분을 에너지원으로 사용하고, 남은 영양분을 중성지방으로 변환해 피하지방에 저장시킨다. 이러한 지방의 저장은 신체를 물리적인 손상으로부터 보호하고, 표피와 진피층에 수분과 영양분 등을 저장한다.

마지막으로 재생 작용이다. 정상 피부의 표피는 신진대사에 의해 기저세포가 분열되면서 새로운 세포를 점차 각질층까지 올려보내는 세포 재생 작용을 한다. 세포 재생 작용은 각화 현상에 따른 복구 기전으로 생기며, 이런 원리에 의해 성형이나 피부 이식 등이 가능해진다. 그러나 표피의 기저층이나 진피층이 상처를 입었을 경우 흉터가 남기도 한다.

한선, 피지선 그리고
여드름 피부

　피부에는 한선, 피지선, 털, 손발톱, 신경 등이 함께 붙어서 전체를 이룬다. 지금부터는 피부미용과 관련해서 중요한 기능을 하는 한선과 피지선에 대해 알아보자.

　우선 한선은 진피의 망상층에 위치해 실타래 모양을 하고 있으며, 신체 부위에 따라 다르게 분포한다. 피지선 1개에 약 6~8개의 한선이 연결되어 있으며, 인체에는 약 200만 개의 한선이 있다. 한선은 모든 피부에 있다. 특히 손바닥, 발바닥, 그리고 겨드랑이와 이마에 많다.

암내는 옷도 변형시켜

　한선은 땀을 만들어 피부 표면에 분비함으로써 노폐물을 배출하고, 피부의 각질층을 습하게 해줌으로써 마찰을 감소시키고 피부를 보호하는 작용을 한다. 한선은 대한선(아포크린선)과 소한선(에크린선)으로 구분된다.

소한선에서 분비되는 땀은 무색무취이며, 혈액에서 만들어져 지속적으로 배출된다. 땀 분비가 지나치게 많으면 다한증이라 하는데, 상당 부분은 수분 섭취가 너무 많거나 해당 부위가 혈액순환이 안 되어 차가워져서 발생한다. 반면, 대한선에서 분비되는 땀은 흰색 또는 노란색 액체로 단백질이 많아 박테리아균에 의해 부패되면 악취가 난다. 이렇게 발생되는 체취를 암내(액취증)라 하며, 심한 경우 악취는 물론 겨드랑이 부위의 옷 색깔까지 변색시킨다. 이러한 액취증은 체내에 단백질 독이 많이 쌓여 있는 경우가 대부분이다. 육식을 줄이고 현미채식을 하게 되면 혈액이 맑아지고 악취가 점진적으로 사라지게 된다.

한선을 통해 분비된 땀은 체온 조절과 함께 피부의 피지막과 산성막 형성에 관여한다. 또한 수분을 공급해 피부를 부드럽게 하지만 과다 분비되면 영양분과 미네랄을 뺏기게 된다. 땀을 적절하게 분비하면 신체 내의 독성물질이나 노폐물이 배출되어 피부가 맑아지지만, 땀을 지나치게 많이 흘리면 피부의 수분이 부족해져 오히려 노화, 건성화, 당뇨, 독감 등의 질병을 일으키는 원인이 되기도 한다.

참고로 땀의 성분은 99%가 수분이고 약 1%는 고형질인 염분, 요소, 아미노산 등으로 이루어져 있으며, 유독물질, 노폐물, 독소 등도 함께 배출된다. 그래서 땀을 배출하면 피부가 맑아진다. 적절한 운동을 통해 땀을 흘리는 것이 피부 건강에는 매우 도움이 된다.

피지선은 진피층에 위치하며, 모낭선에 연결되어 있어 모낭샘이라고도 한다. 얼굴의 T존과 목, 가슴 등에 큰 피지선이 있으며, 손과 발바닥을 제외한 전신에는 작은 피지선이 있다. 피지선에서는 하루 평균 1~2g의 피지가 분비되며 나이, 질병, 신체기관 장애, 호르몬, 계절 등에 영향을 받는다. 얼굴 피부의 피지는 세안 시 피부의 피지가 제거된 직후에 더 급속하게 분비된다. 세안 후 25분 동안 피지선의 입구에서만 형성되다가 1시간 경과 후 피부의 결에 피지가 채워지고, 그로부터 1시간 후에는 피부 전체가 피지로 뒤덮인다.

모낭에 세균이 있으면 여드름으로 발전

피지는 얼굴 부위에서도 이마와 코 부위에 집중적으로 다량 분비된다. 피지에 함유되어 있는 콜레스테롤, 라놀린, 인지질 등의 지방은 땀과 기름을 유화시키며, 이로 인해 피부 표면에 피지막이라는 얇은 막이 형성된다. 피지막은 피부와 모발에 윤기를 더하고, 피부 내로 침투하는 미생물이나 이물질 등으로부터 인체를 보호하며, 살균 작용 및 피부의 pH를 약산성으로 유지시킨다. 약산성의 pH는 피부 표면의 세포 성장을 저지하며 외부로 부터 알칼리성 물질을 중화시켜 피부의 손상을 막아준다. 또한 피지막은 세균이나 곰팡이균 등을 방어하는 작용을 하고, 체온의 저하를 막아주는 역할도 한다.

보통 피지 분비량에 따라 건성 피부, 지성 피부, 여드름성 피부로 나눈다. 피지 분비량이 충분치 못하면 피부는 생기가 없어지고 건조해지며, 모발도 건조하고 푸석해진다. 반면에 피지 분비량이 많을 경우 피부 표면이 번들거리는 지성 피부가 되고, 모발에도 기름기가 지나쳐 끈적거리는 지성 모발이 된다. 또한 피지의 배출구인 모공도 커지기 때문에 지성 피부는 자연히 모공이 클 수밖에 없다. 그리고 두피도 모공이 막혀서 빨리 지저분해지고 탈모의 원인이 되기도 한다.

피지선에서 분비되는 피지는 모공 주위에 사는 여드름균인 리파제라는 효소에 의해 가수분해되어 유리지방산을 만들어낸다. 이것이 모낭을 자극해 염증을 일으키고 각질을 두껍게 하여 모공을 막히게 한다. 모공이 막히면 피지가 모낭 안에 갇히고, 이와 함께 세균이 번식해 염증성 여드름으로 발전한다. 그러나 피지가 많아도 막히지 않고 잘 분비되게 하면 균에 감염되지 않아 여드름이 발생하지 않는다. 따라서 여드름성 피부라면 일단 육식이나 튀김류 등 기름기가 많은 음식을 피하고, 약산성 세안제로 피부의 노폐물만 걷어내고 모공을 열어주어 피지가 잘 분비되게 해야 한다.

피부에 좋은
화장품 선택하기

앞서 화장품은 경피독을 유발하기에 조심해서 사용해야 한다고 했다. 화장품을 아예 사용하지 않을 수는 없다. 아름다움과 피부 건강 때문이다. 지금부터는 어떤 화장품을 선택해야 하는지에 대해서 알아보자.

외국 제품, 무조건 믿을 순 없어

피부는 21~25세에 가장 건강하고 아름답다. 하지만 그 이후부터 노화가 시작되기 때문에 우리는 피부의 노화를 늦추기 위해 화장품을 사용한다. 하지만 자칫 경피독을 유발하는 화학물질로 만들어진 화장품을 쓰면 피부 속 깊이 중금속이나 유해화학물질이 침투하고 만다. 외국의 유명 화장품이라 해서 중금속

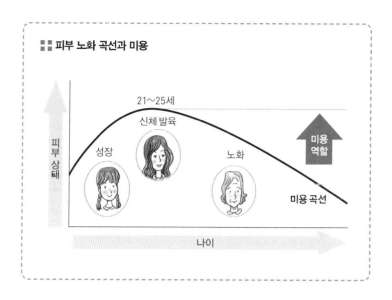

피부 노화 곡선과 미용

피부 상태

성장

신체 발육

21~25세

노화

미용 역할

미용 곡선

나이

이나 유해화학물질로부터 결코 자유로울 수는 없다. 따라서 피부나 건강에 유해한 석유를 원료로 한 제품이 아닌 식물성 재료로 만든 화장품을 골라 써야 한다.

참고로, 화장품은 주요 성분에 따라 석유계 광물성 화장품, 동물성 화장품, 식물성 화장품으로 구분된다. 광물성이나 동물성 화장품은 유분기가 많고, 식물성 화장품은 수분기가 많다. 피부에는 당연히 수분이 많이 함유된 화장품이 좋지만, 광택이 없어 화장품을 바른 것 같지 않아 보일 수 있다. 유분이 많은 광물성이나 동물성 화장품은 번들거리고 광택이 나서 화장한 것처럼 보이지만, 장기적으로 피부를 검게 착색시키고 피부 노화를 앞당긴다. 제일 좋은 화장품은 식물성 원료를 주원료로 하지만 화장을 한 것처럼 광택이 나고 뽀샤시한 느낌을 주는 화장품이다.

우리가 화장품을 사용해야 하는 두 번째 이유는 깨끗하고 청결한 피부를 유지하기 위해서이다. 보통 화장을 하는 여성들은 '유성+수성 세안'의 2중 세안을 한다. 이때 세안 시 너무 뽀드득하게 닦아내면 피지막을 훼손해서 수분을 증발시키고 이는 궁극적으로 피부를 건조하게 만든다. 즉 세안제는 피부의 노폐물만 제거해야지, 피부를 보호해주는 천연 피지막까지 제거하면 절대 안 된다. 이때 천연 피지막의 유수분 비율은 3:7이며, 피부 보호 기능을 위해 약산성(pH 4.5~6.5)을 띠고 있다. 피지막은 한 선으로부터 나온 땀과 피지가 서로 섞인 일종의 천연 크림이다. 피지막은 각질층의 수분 증발을 막아 피부를 촉촉하게 지켜주고 약산성 상태로 유지시키는 역할을 한다.

셋 번째, 좋은 화장품은 피부의 각화 주기를 4주로 유지시켜준다. 어린이는 피부의 각화 주기가 2~3주, 20~30대는 4주 내외, 40~50대 여성은 5~6주로 늘어난다. 아이들이 피부가 탱탱하고 좋은 이유는 피부 재생 주기가 빠르기 때문이다. 피부로 연결되는 모세혈관이 상대적으로 깨끗해 피부의 신진대사 속도가 좋다.

2차 정제수 이상을 쓰는 화장품이 좋아

네 번째, 요즘 사람들은 오존층 파괴나 환경 오염 등으로 인한 자외선의 폐해에 민감하게 반응한다. 따라서 화장품 회사에서도 자외선차단제에 대한 마케팅이 도를 넘을 정도이다. 하지만 햇볕을 받지 않으면 피부가 건강할 수 없다. 그래서 햇살이 부족한 북유럽에서는 일부러 맑은 날에 일광욕을 한다.

적절한 햇볕은 피부에 좋으니 너무 민감할 필요는 없다. 다만 자외선은 석유계 화학물질이 함유된 화장품에 반응하며 기미나 검버섯 등 피부 노화를 유발하기 때문에 가급적 천연 원료로 만든 화장품을 사용해야 한다. 햇볕에 생수병을 노출시키면 유해화학물질이 반응해 발암물질을 생성하는 원리와 같다.

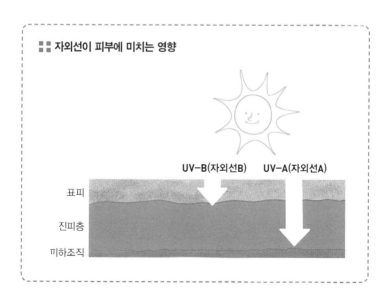

자외선이 피부에 미치는 영향

UV-B(자외선B) UV-A(자외선A)

표피

진피층

피하조직

햇볕에는 자외선A와 자외선B가 있다. 자외선A는 구름이 낀 날씨에도 창문을 통해 피부에 전달되며, 주름살과 색소 침착을 일으킨다. 자외선B는 한여름에 많이 나오며 화상이나 염증을 유발한다. 화장품에는 자외선A와 자외선B 차단제가 적절히 들어 있는 제품이 좋으며, 발암을 유발하는 PABA(파라아미노안식향산) 성분이 없는 자외선차단제를 선택해야 한다.

다섯 번째, 좋은 화장품은 피부 산도(평균 pH 5.0)와 비슷한 약산성이다. 이때 피부 각질이 제일 딱딱해 피부를 보호한다. 보통 지표수는 미네랄이나 기타 화학물질이 섞여 있기 때문에 알칼리수라고 할 수 있다. 따라서 약산성수가 되려면 미네랄이나 중금속, 유해화학물질을 완전히 걸러낸 정제수가 좋다. 일반 화장품은 1차 정제수를 쓰고, 명품 화장품은 2차 정제수를 쓴다고 한다. 3차 정제수를 쓰는 화장품 회사가 있다면 대단한 수준이다. 여러 번 정제할수록 비용이 많이 들기 때문이다.

또 비누나 알칼리성 세안제를 사용하거나, 무리해서 세안을 너무 자주 하면 피부가 알칼리성으로 바뀌어 피부 보호막이 손상된다. 그러면 피부 진드기인 모낭충이 번식해 모공이 확대되고, 주름이 발생해 각종 피부트러블을 유발하게 된다. 약 70%의 화장품이 약알칼리성 화장품이고, 품질 좋은 화장품의 30% 정도가 약산성 화장품이라고 보면 된다.

여섯 번째, 피부의 탄력을 복원시켜주는 화장품이 좋다. 피부에는 장벽이 있어 화장품 성분이 쉽게 침투하지 못한다. 오이 마사지를 하더라도 오이의 유효 성분들이 피부 안쪽으로 들어가지 못하는 것도 마찬가지의 이유이다. 따라서 피부 표피층을 뚫고 피부 깊숙이 진피까지 화장품 성분을 침투시키는 것이 기술이다. 진피층까지 들어가 피부를 복구시킬 수 있어야 피부 탄력이나 재생을 시켜줄 수 있는 화장품이라고 할 수 있다.

일반적으로 화장품에는 유수분 밸런스를 맞춰주는 표피 관리 화장품이 있고, 자외선 관리 등을 통해 피부 톤을 관리해주는 화장품, 피부 깊숙이 진피에 들어 있는 콜라겐과 엘라스틴, 히아루론산 등을 복구하고 보강시켜 피부 탄력을 복구시켜주는 진피 관리 화장품이 있다. 당연히 피부 깊숙이 유효 성분을 전달해 진피까지 관리해주는 화장품이 좋다. 이들 화장품이 안티에이징이나 피부 재생 화장품이다. 이는 피부 장벽을 뚫고 피부 깊숙이 유효 성분들을 침투시키는 최첨단 과학기술이 있어야 가능한 일이다.

믿을 만한
화장품 회사 고르기

화장품을 선택할 때는 피부미용도 중요하지만 피부에 대한 안전성도 반드시 따져야 한다. 따라서 피부에 안전한 천연 성분 추출물을 원료로 사용하는지, 그 원료를 어떤 기술로 피부 깊숙이 전달해 피부 진피층까지 작용하게 하는지를 살펴야 한다. 이 두 가지를 확인하면 좋은 화장품인지 아닌지를 알 수 있다.

좋은 화장품을 생산하는 회사들은 다음과 같은 특징이 있다.

안전한 원료를 사용

첫째, 가급적 동물 실험을 하지 않고 사람을 대상으로 테스트할 정도로 안전한 천연 식물을 주원료로 사용한다. 좋은 화장품 원료의 상당 부분은 건강식품의 원료로 사용해도 좋을 정도로 안전한 유기농 농장에서 직접 원료를 수급해서 사용한다. 또한 화장품에서 향은 생명과 같기 때문에 좋은 화장품 회사는 인공 향을 사용하지 않고, 될 수 있으면 자연 향을 사용한다. 지연 향은 인공 향보다 제조 공법이 어려워 고가이지만, 건강에 악영향을 끼치지 않는다.

또 좋은 화장품을 생산하는 회사는 피부 반응검사, 알레르기 반응검사, 안과 반응검사 등을 실시해 통과된 제품만 유통시킨다. 그런 제품들은 소비자가 환불을 원하면 제품의 하자와 관계없이 3개월 내에 반품과 환불이 자유롭다.

제품 개발부터 생산까지 철저히 관리

둘째, 제품의 개발에서 생신에 이르는 전 과정을 철저히 관리한다. 일반적인 화장품 회사들은 제조 공장을 가지고 있지 않고 OEM(주문자제작생산) 방식의 외주 생산을 한다. 하지만 좋은 화장품 회사는 제품 원료에서 포장까지 이루어지는 자체 화장품 생산 공장을 완비하고 있다. 한국의 유명 화장품들도 화장품 생산은 한국콜마에서 맡아서 한다. 화장품에서 제일 중요한 비중을 차지하는 물은 대부분 1차 정제수를 사용하지만 이 물에는 중금속이 잔류해 있을 수 있기 때문에 피부트러블을 유발할 수 있다.

최첨단 장비로 생산하는 기술 보유

셋째, 제품의 연구·개발을 위한 최첨단 장비로 우수한 제품을 만들 수 있는 기술을 보유하고 있다. 예를 들면, 피부 표면 아래에서 일어나는 변화를 측정할 수 있는 공초점현미경, 디지털 이미지 분석기(주름 파악), 하이코프(피부 측정), 적외선 자기온도계(피부트러블 징후 파악) 등 첨단 장비들을 보유하고 있다. 좋은 화장품 회사는 이처럼 연구·개발에 투자를 아끼지 않는다.

화장이 가볍고 오래 지속되는 기술 보유

넷째, 피부의 유수분 밸런스를 잡아주는 최고의 기술을 보유하고 있다. 이는 피부 표면의 수분을 머금어 유지시키는 기능과 지질 성분을 통해 견고한 수분막을 형성해 수분 유출을 효과적으로 방지해주는 기능을 포함한다. 좋은 화장품의 가장 큰 특징 중의 하나는 화장을 했는지 안 했는지 모를 정도로 매우 가볍고, 이를 오래 지속시켜줄 수 있게 만든다는 점이다.

피부를 맑고 젊게 유지시키는 기술 보유

다섯째, 각 나라의 피부 유형에 따라 제품 개발을 차별화하고 있으며, 피부 본래의 pH를 유지해주는 약산성(pH 4.5~6.5) 화장품을 생산한다. 보통 시중에서 판매되는 70% 이상의 화장품이 약알칼리성이다. 또 천연 식물에서 추출 배합한 아하(AHA) 성분을 첨가해 피부 각화 주기를 4주로 맞춰주어 피부를 맑게 해주는지도 살펴봐야 한다.

여섯째, 일반적인 화장품 회사의 제품들이 표피의 유수분 밸런스를 잡아주는 정도의 기술 수준이라면, 좋은 화장품 회사는 기능성 화장품이나 안티에이징 화장품의 경우 피부 이하 진피 층까지 피부에 좋은 성분을 침투시켜 콜라겐과 엘라스틴 구조를 바꾸는 첨단 기술을 보유하고 있다.

이상과 같은 기준에 의해 좋은 화장품을 선택하는 것도 중요하지만, 피부 노화를 예방하는 가장 좋은 방법은 결국 건강하고 올바른 식생활 습관을 갖는 것이다. 아무리 좋은 화장품을 쓴다고 해도 오염된 음식과 공기, 인스턴트식품, 환경호르몬 등이 세포를 손상시키면 피부 노화, 지성화, 건성화 같은 문제를 일으켜 피부 노화가 앞당겨진다.

피부 건강도 결국 신체 건강이 좌우할 수밖에 없다. 현미채식을 중심으로 식사하고, 적당한 수면과 규칙적인 운동을 실천하는 것만이 피부의 아름다움과 건강을 지키는 지름길이다.

지혜로운 자와 어리석은 자

이 세상에서 가장 어리석은 사람은 내가 가지고 있는 것이 영원히 지속될 것처럼 생각하며 사는 사람이다. 사람은 누구나 태어나서 병들어 죽는다. 그럼에도 불구하고 자기는 영원히 젊게 살 것처럼, 병들지 않고 건강하게 살 것처럼 질병과 건강에 전혀 관심을 가지지 않고 살아가곤 한다. 물론 살아가는 데 바쁘다 보면 그럴 수 있다. 하지만 건강을 잃으면 돈도 명예도 권력도 아무 의미가 없다.

주위를 둘러보자. 노인들이 어떻게 삶을 마감하는가? 장례식장에 가보면 집에서 천수를 누리고 편안하게 죽은 사람은 손꼽을 정도다. 대부분 중환자실이나 요양기관에서 약을 한 주먹씩 먹으며 연명하다가 결국 비참하게 죽는다.

인생은 웰빙과 웰다잉의 시각으로 살아가야 한다. 잘사는 것도 중요하지만 잘 죽는 것도 참으로 중요하다. 인생을 마감할 때

누구나 결산을 하게 된다. 이 세상에서 성공적으로 산 사람일 수록 영원히 살 것처럼 착각하는데, 그렇게 살다가 몸이 안 좋아지면 시설 좋은 대학병원이나 사설 병원에서 온갖 비싼 검사를 하고 수술이나 약을 복용하면서 수술 후유증이나 약물 부작용으로 비참하게 생을 마감하게 된다. 그 과정에서 가족들에게 추한 모습을 남기고, 그동안 벌어놓았던 돈을 병원비와 약값으로 탕진하기도 한다.

올바른 건강법 알아야

건강은 건강할 때 지켜야 한다. 수술과 약으로는 건강하게 살 수 없음을 깨달아야 한다. 그러기 위해서는 건강하게 사는 법에 대해 배워야 한다. 올바른 건강법에 대해 배우지 않고 노력하지 않으면 병원과 의사의 말을 들을 수밖에 없다. 우리가 앓고 있는 대부분의 질병들은 식습관과 생활습관이 잘못되어 발병한 경우가 많아 수술과 약으로 고칠 수 있는 것이 드물다. 때문에 잘못된 습관들은 본인 스스로 교정해가야 한다.

건강에 대해 애써 배우지 않으면 대부분의 노인들처럼 중환자실이나 요양기관에서 수술과 약물로 연명하다가 비참하게 죽어가게 될 것이다. 그들은 건강법에 대해 배우지 않았기에 의사를 신처럼 생각하고, 약을 안 먹으면 당장 죽을 것처럼 생각하기 때문에 수술과 약물에 목숨을 건다. 얼마나 안타까운 일인지 모른다.

건강을 지키는 것은 철저히 자신의 몫이다. 제대로 된 건강 정보를 모르니 매스컴을 통해 얻은 정보나 검증되지 않은 주변 사람들의 말을 듣고 이를 고집하는 경우가 많다. 본인이 알고 깨달아야 한다. 올바른 건강법을 알면 질병을 예방할 수 있어서 좋고, 어떤 병증이 나타나더라도 당황하지 않고 올바른 치료법을 선택할 수 있고, 시간과 돈을 낭비하지 않을 수 있어서 좋다.

늦기 전에 올바른 건강법의 이치를 깨우치기 바란다. 이 책이 그런 면에서 조금이라도 도움이 되었으면 한다.

감사의 글

　이전에 썼던 책들과 미친가지로, 이 책을 쓸 때도 나의 세으름을 극복하고 책을 쓰도록 인도해주신 하나님께 감사를 드린다. 언제나 그렇듯 책이 나올 때마다 아이디어와 영감을 주고 함께 어려움을 같이 견뎌온 소중한 분들에게도 감사의 말을 전하고 싶다.

　건강에 눈을 뜨게 해준 많은 건강 전문가분들, 그리고 누구보다도 오랫동안 함께 어려움을 견뎌왔고 끊임없이 성장하고 있으며 31년 동안 결혼생활을 함께 해온 신명화, 사업 지원자 정용상 대표, 사업 파트너분들, 사랑하는 아이들 장정원, 장정우, 장정민과 지지해준 가족들에게 큰 감사를 드린다.

　이 책은 내가 이전에 써왔던 경제경영 서적과는 다르게 다양한 생활 주변의 주제들을 다룬 것이고, 많은 질병 사례에 대한 임상들을 보고 관찰한 결과가 반영된 것이다. 관련 정보를 공유해준 피닉스 그룹의 모든 식구들께 감사를 드린다.

　마지막으로 책이 나오기까지 문장 하나 토씨 하나까지 정성스럽게 봐주고 예쁘게 편집해주고 유통까지 세세하게 신경 써준

전나무숲출판사에도 고마움을 표한다. 전나무숲출판사의 노고가 없었다면 아마 이 원고는 미완성작으로 남아 있었을 것이다. 또 이 책을 읽고 주위 사람들에게 추천해주실 미래의 독자 모두에게도 미리 감사를 드린다.

참고문헌

- 마이클 머레이 외 1인, 《백과사전 자연의학》, 전나무숲
- 티모시 브랜틀리, 《자연치유력》, 전나무숲
- 주한경, 《환자 혁명》, 에디터
- 버나드 젠센, 《더러운 장이 병을 만든다》, 국일미디어
- 이시하라 유미, 《내 몸이 보내는 이상신호가 나를 살린다》, 전나무숲
- 사카시타 사카에, 《좋은 엄마가 알아야 할 환경 상식》, 미토
- 오모리 다카시, 《음식독보다 더 무서운 경피독》, 삼호미디어
- 박용우, 《지방 대사 켜는 스위치온 다이어트》, 루미너스
- 손상대, 《역삼투압 정수기가 사람 잡는다》, 서영
- M. 스캇 펙, 《아직도 가야 할 길》, 율리시스
- 구희연·이은주, 《대한민국 화장품의 비밀》, 거름
- 스테이시 맬컨, 《화장품 회사가 당신에게 알려주지 않는 진실》, 예지
- 이혜영 외 4인, 《피부과학》, 군자출판사
- 리타 수티엔스, 《깐깐한 화장품 사용설명서》, 전나무숲
- 마쓰모토 미쓰마사, 《건강검진의 거짓말》, 에디터
- 허현회, 《병원에 가지 말아야 할 81가지 이유》, 라의 눈
- 스튜어트 블룸, 《두 얼굴의 백신》, 박하
- 조덕영, 〈맹독처럼 무서운 환경호르몬이 몰려온다〉, 크리스천 투데이, 2017년 3월 8일

시크릿! 건강 핸드북

초판 1쇄 발행 ┃ 2019년 1월 9일
초판 18쇄 발행 ┃ 2024년 9월 10일

지은이 ┃ 장영
펴낸이 ┃ 강효림

편집 ┃ 곽도경
디자인 ┃ 채지연

용지 ┃ 한서지업(주)
인쇄 ┃ 한영문화사

펴낸곳 ┃ 도서출판 전나무숲 檜林
출판등록 ┃ 1994년 7월 15일·제10-1008호
주소 ┃ 10544 경기도 고양시 덕양구 으뜸로 130
　　　　 위프라임트윈타워 810호
전화 ┃ 02-322-7128
팩스 ┃ 02-325-0944
홈페이지 ┃ www.firforest.co.kr
이메일 ┃ forest@firforest.co.kr

ISBN ┃ 979-11-88544-24-0 (13510)